JN273408

新しい
メンタルヘルスサービス

システムをどう作るか？

著 元永拓郎 ｜ 帝京大学 准教授
臨床心理学

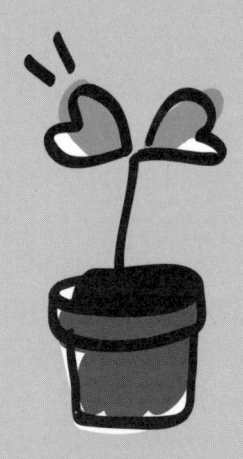

株式会社 新興医学出版社

New Directions for Mental Health Services
How to construct systems?

Takuro Motonaga, Ph. D.

Clinical Psychologist
Department of Psychology,
Fuculty of Letters, Teikyo University

© First edition, 2010 published by
SHINKOH IGAKU SHUPPAN CO. LTD., TOKYO.
Printed & bound in Japan

はじめに

　私たちは、誰もが幸せな人生を送りたいと願う。自分の価値を大切にし、一方でまわりからも認められたいと思う。複雑な社会を切り抜け、自己実現するために、体力と気力と生き生きとした心がほしいと感じている。

　この本でいうメンタルヘルスとは、心の健康という意味であるが、細かな定義は別として、人生を豊かにするための、「気力」とか「生き生きとした心」にまつわるものといってたぶん間違いはないだろう。ここでたぶんと言ったのは、心の健康は、ひとりひとりでその意味が異なるからである。人によっては少し不健康な面があった方が、生きている！　という実感を持てる場合もあろう。

　このような個別性を有するために、心の健康には、主体性という考え方が重要となる。すなわち、ひとりひとりが心の健康を自分なりに目指していくこと、自ら求めつかみ取っていくことが大切といわれる。

　さて、ここまで心の健康（メンタルヘルス）について語るだけでも、自己実現、気力、生き生きとした心、個別性、主体性といった、雲をつかむような抽象的な言葉が出てきた。心の健康とは何かという議論をするには、これらの言葉を避けて通ることはできないかもしれない。しかし一方で、いまを生きている私たちが、少しでも心の健康をよい方向にもっていくためには、はたしてどうすればよいのか、この現実的かつ具体的な答えを求める切実な問いが、対人援助職に投げかけられる。

　この切実な問いに対して、私（あなた）がこうすればとか、家族はこれをやれば、仲間にはこうしてもらえば、という個人的な答えや実際の取り組みもあろう。これらは個人にとって最も重要な答えであるが、そのような答えを明確に得ることはなかなか難しい。もちろん、さまざまな本や映画やTV、インターネットが、多くの情報（ノウハウ）を与えてくれる。その情報過剰の中で私たちはやや翻弄されているかもしれない。そして、あまりに健康、健康といわれると、かえっていけないこと（タバコとか酒とか）をしたくなるのも、また人情であろう。

　私がこの本で語りたいのは、これら個人的な問いや答えを求めるプロセス

を応援するための、いわゆる心の専門家による支援やその仕組みに関する話である。すなわち、個人が心の健康を主体的にめざすことをサポートするためには、どのような世の中の仕組みが必要なのか、特にどのような支援サービスの仕掛けが必要なのかを語りたいと思う。そして、この支援サービスの仕組みのことを、ここではメンタルヘルスサービスシステムまたは心の支援システムと呼ぶ。心の支援システムのあり方と実際の作り方が、この本の主題である。

　もちろんシステムといっても、心の健康を確保するための社会文化のあり方、特に医療や福祉の政策など、大きな制度設計の問題もある。教育制度や宗教のあり方なども関係するであろう。これらについては最後の章で若干ふれるとして、まずは支援システムの実際に焦点をあてたいと思う。それは、心の支援に深く関係する専門家、実践家の皆さんに、すなわち臨床心理士、カウンセラー、精神保健福祉士、社会福祉士、介護福祉士、医師、看護師、保健師、作業療法士、言語聴覚士、理学療法士等の皆さんとそれらを目指している学生さん、その職種に関心のある方々に、心の支援システムについてメッセージを伝え、ともに考えたいからである。

　本文で繰り返し述べるが、システム作りには対人（ヒューマン）サービスにかかわるすべての人が関係する。かかりつけ医の方々を含め地域医療にかかわる皆さん、地域保健・福祉に関与する方々、産業や学校の関係者、まちづくり関係者の方々、一般市民で心の支援に関心のある皆さんにも、ぜひともこの本を手に取ってもらえればと願う。

　心の支援活動については、すでにさまざまなすぐれた活動が報告されている。しかし、ある特定の魅力あるリーダーの努力や献身で、何とか行われている場合が多い。リーダーが代替わりしても、またいわゆるカリスマ的なリーダーがいなくても、安定した支援サービスが提供されることが重要である。なぜなら、心の支援を求める人々は、人がそこで生活している限り将来にわたり日本の隅々まで存在し続けるからである。

　リーダーが代替わりしても質の高い支援が継続するためには、何が必要なのだろうか。その答えが「システム」と私は考える。システムとは何かという話はこれから述べるとするが、おおざっぱにいえば、組織とかチームといった複数の人々が役割を持って活動する仕組みや体制、と考えていただいて

よいであろう。ただし、心の支援システムは、通常イメージする組織やチームよりもダイナミックで生き生きとしている。

　そんなシステムについて、私が経験し考えたことを紡ぎつつ語りたい。この本が、心の支援システムをこれからも担い続ける皆さんにとって有意義なものとなり、日本に住む皆さんの心の健康の向上にとって微力ながら役立つならば、著者としてこの上ない喜びである。

2010年　正月

元永　拓郎

目 次

第Ⅰ章　メンタルヘルスサービスとは何か？ …………… 1
1. ある予備校でのメンタルヘルスサービス …………… 1
2. 個と集団 …………………………………………… 3
3. 量的または質的 …………………………………… 5
4. 分断された個の出現＝近代化 …………………… 8
5. 医療と数字 ………………………………………… 10
6. 病と健康 …………………………………………… 13
7. 日常性と緊急性 …………………………………… 17
8. システムの発見 …………………………………… 19
9. システムの科学性 ………………………………… 21

第Ⅱ章　システム作りの実際 ……………………………… 25
1. サービスシステムのプログラムとは？ ………… 25
2. 予備校でのサービス ……………………………… 26
3. 素人性と専門性 …………………………………… 28
4. 危機介入について ………………………………… 32
5. 専門学校でのサービス …………………………… 34
6. 同質性と異質性 …………………………………… 37
7. 大学病院における活動 …………………………… 40
8. 対人支援の近代化 ………………………………… 45
9. 大学教員としての活動 …………………………… 50
10. 教育学的支援と心理学的支援の違い …………… 53
11. 産業領域での活動 ………………………………… 56
12. 経済活動とメンタルヘルス ……………………… 60
13. 心の支援システムの11の軸 ……………………… 62

第Ⅲ章　コミュニティの発見　……………………………65
1. コミュニティの発見 ……………………………………65
2. コミュニティ感覚 ………………………………………67
3. 八丈島での経験 …………………………………………69
4. 都市部でのメンタルヘルスサービス …………………72
5. コミュニティ実践モデル―学校、職場、地域 ………75
6. 心理学的支援の統合化 …………………………………79
7. 在宅認知症ケア連絡会 …………………………………82
8. 認知症BSAP研修 ………………………………………85
9. 評価の衝撃 ………………………………………………89
10. システム作りの3レベル ………………………………91

第Ⅳ章　システム作りの方法　……………………………93
1. システムを作る―明日からできること― ……………93
　1) かかわりにシステムを見出す ………………………93
　2) かかわっている自分の内面に起きている感情を生かす …95
　3) すでにあるかかわりをチーム作りに生かす ………96
　4) チームを新たに作る …………………………………98
　5) まわりの成果を最大に評価する ……………………98
2. システムを作る―数ヵ月かけて行うこと― …………99
　1) システムを共に作る仲間を探す ……………………100
　2) 失敗こそチャンス ……………………………………100
　3) 成果を内部に報告する ………………………………101
　4) 若手を育て引き継ぐ …………………………………102
　5) 外部のシステムと交流する …………………………102
3. システムを作る―数年かけて取り組みたいこと― …103
　1) コミュニティネットワークを形にする ……………103
　2) メンタルヘルスの諸活動と連携する ………………104
　3) 成果を外部に報告する ………………………………105
　4) 制度の欠点を整理し提案する ………………………106
4. システムを点検する ……………………………………106

  1）5本柱による整理 …………………………………………106
  2）11の軸での検討 …………………………………………107
  3）時間軸を導入する …………………………………………109
  4）システム評価と評価システム ……………………………110

第V章　システム作りのための日本の形―これからのこと―
 ………………………………………………………………………113
 1．人と人とのつながりをどう再生するか……………………113
 2．本人と家族ということ………………………………………117
 3．心の支援のグランドデザイン………………………………120
 4．専門家をどう供給し質を維持するか………………………124
 5．法律をどう整備するか………………………………………127
 6．まちづくりの視点……………………………………………130
 7．コミュニティとしての大学の可能性………………………132
 8．心の健康ははてしない夢なのか……………………………135

第Ⅰ章 メンタルヘルスサービスとは何か？

1. ある予備校でのメンタルヘルスサービス

　世の中がまだ昭和だった1987年の話から始めたい。その前年（1986年）にひとりの精神科医によって試行的にカウンセリングが開始された。都内のA予備校（大手大学受験予備校）において、2週間に1回のメンタルヘルス相談が始められたのである。予想に反し、または予想通り、相談に訪れる受験生で、相談枠はいっぱいになった。

　翌年、メンタルヘルス相談は、「生活カウンセリング」と名称を変え、A予備校の都内5校舎で開設された。精神科医や心理士など複数のカウンセラーが各所を担当した。相談に来る受験生の多くは、疲労や不安、神経過敏、気分の落ち込み、不眠など多彩な症状を持っていたが、集中困難や勉強効率の低下を何とかしたいと、ほぼ共通して訴えた。

　月1回、カウンセラーと学校職員とで会議の場を持った。その会は「定例会」とよばれ、カウンセリング活動の仕組みやルールについてつっこんだ話し合いが行われた。たとえば、初回相談の際の相談申込用紙はどのようなものがよいかとか、予約したが当日無断キャンセルした学生には予備校のクラス担任がアプローチすべきか、カウンセリングを受けている学生が担任に死にたいといってきた場合誰が対応するのかなど、細かなことも含めさまざまであった。

当時保健学系の大学院に所属し、カウンセラー経験1年目の私にとって、これらの話は非常に印象的であった。なぜならば、カウンセリングとは面接室の中で1対1のやりとりをいかに充実させるかがすべてと考えていたからである。面接室の中でのかかわりが大事なのはもちろんだが、それを重視するために、面接室を運営する仕組み作りをとても大切にして議論する先輩たちの姿は目に焼きついた。

今から考えれば、私のような若造がいたからなおさら、カウンセリング活動の仕組み作りを諸先輩は綿密に検討してくれていたのだと思う。そう、この仕組みと呼ぶものこそが**システム**であり、私の臨床経験はシステムに守られながら、そしてシステムを作るとはどういうことかを肌で学びながら、スタートしたのである。

定例会が終わった後の飲み会で、さまざまなことを語り合った。普段質問できない素朴な疑問やシステムをこうした方がよいなど、酔った勢いで無謀なこともずいぶんと私は語った。この飲み会にはA予備校の職員も参加していたが、その中心メンバーのa次長（当時）が、たぶん1回目か2回目の飲み会で語った言葉を今でもよく覚えている。「このカウンセリングの恩恵を、A予備校生すべてが受けられるようにしたい」

20歳半ばの臨床経験の少ない私は、衝撃を受けた。正直そんなことは不可能！　と感じた。しかし今から思うと、a次長のこの言葉こそ、**システム作り**を粘り強く考える私の実践姿勢を形作る上での原点となった。

文部科学省のスクールカウンセラー活用調査研究委託事業（この事業は1995年度に開始された）もまだ始まっていなかった時代である。学校の中でのカウンセリングはどうあるべきか、知見はほとんどなかった。当時の私は、来談する受験生個人に対してどうかかわればよいのかで、頭がいっぱいであった。しかしA予備校のクラス担任からは、来談しない人に対してどうかかわればよいか、という話がぽちぽちと持ち込まれるようになってきていた。そんな話に接するにつれ、来談しない受験生全体へのかかわりはできないか、私の問題意識はそこにも広がっていった。

しかし迷いもあった。必死に頑張り余裕のない受験生に、こちらからアプローチすることは、よけいなおせっかいではないのか？　そもそも約2万人（当時）の予備校生全員への対応など、カウンセラーがたとえ10名程度に増

えたとしても、マンパワーが圧倒的に足りないであろう。それに、私はちょっと人見知りするところもあるし……。

2. 個と集団

　さて当時の私は、**メンタルヘルスサービス**について**個別支援**を土台として考えていたのである。そして集団への対応とは、「個別支援×2万人」と思っていたのである。そんなばかな、と感じる読者もおられよう。しかし今でも、心の支援は責任の持てる面接室の中の活動に集中すべきでそれが誠意を持った対応である、といった考えの人がいかに多いことか。私はそう語る人の臨床や実践への意気込みに大いに共感したい。しかし、誠意という表現には違和感を持つ。むしろ思う、相談室までたどり着けない人も念頭において活動を展開しようとする姿勢こそ誠意ではないかと。

　そう考える一方で、やはりサービスの核は、相談に来たクライエントひとりひとりにどう対応するかであるとも思う。つまり、**個と集団**への取り組みをどのようなバランスで展開するかが、実践姿勢として求められる。これをメンタルヘルスサービスの実践姿勢ないしは立場の軸として単純な図に示した（図1）。

```
┌─────────────────────┐
│  個 ──────── 集団    │
└─────────────────────┘
```
図1　個と集団の軸

　あまりに単純な図である。しかしここに示される、個か集団かの綱引きは、**対人支援**サービスを担う専門家の実践姿勢をめぐり、過去にも多くの論争があった。たとえば身体医学において、患者ひとりひとりに対応する臨床医と社会全体の対応を考える公衆衛生医との間で、個か集団かの意見の相違がみられる。新型インフルエンザウィルスへの対応において、患者さん個人の社会生活を考え検疫体制や学校閉鎖などの対策をゆるやかなものとするのか、それとも社会全体での感染をなるべく防ぐために検疫や学校閉鎖、出勤停止などの体制を強化し続けるのか、難しい判断が求められた。これも、個

```
┌─────────────────────────────────────────────┐
│          個 ──────────── 集団               │
│           ↑        ↑         ↑              │
│      ┌────────┐ ┌────────┐ ┌────────┐       │
│      │プログラムA│ │プログラムB│ │プログラムC│      │
│      └────────┘ └────────┘ └────────┘       │
│         メンタルヘルスサービスシステム         │
└─────────────────────────────────────────────┘
```

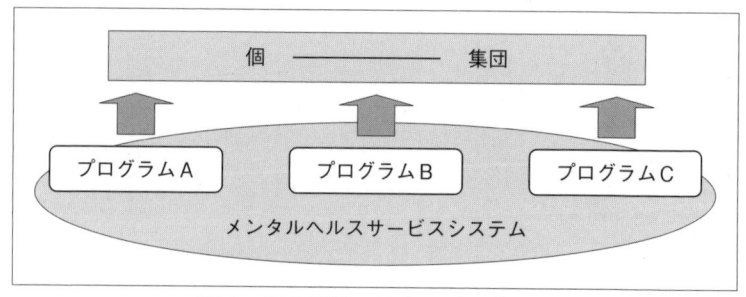

図2　個と集団に対するプログラム

か集団か，どちらに重きをおくかという実践姿勢の違いによって生じた議論のようにみえる。

　近代的なメンタルヘルスサービスにおいては，個も集団も対象とし，そのバランスが重視される[6]。個のニーズを把握しながら一方で集団のニーズについても把握しようとする。個や集団を対象として，さまざまなサービスメニューが用意され，それらのメニューを組み合わせサービスは展開していく。このサービスメニューが，「**計画―準備―実行―評価**」と仕組みを明確にした形で実施されるならば，それを**プログラム**と呼ぶことができる。つまりプログラムとは，かかわりやサービスの中でも計画から評価までの仕組みを明確に持ったサービスシステムである。

　図2に示すように，個と集団に対応したサービスを行うためには，いくつかのプログラムを実施することが必要となる。個別相談に関するプログラムや集団を対象としたプログラムなどである。そしてそれぞれのプログラムが組み合わさり，**メンタルヘルスサービスシステム**を構成する。すでに述べたように，各プログラムもシステムであるので，メンタルヘルスサービスシステムは各プログラムの上位システムと位置づけることができる。これらのプログラムについて詳細は第II章でふれたい。

　ところで，集団を表現するために私たち人類は，数字（正確にはアラビア数字）の利用が便利なことを知っている。たとえば，新型インフルエンザ感染者が500人とか，うち20歳未満が300人（60％）とか，数字を使うことで瞬時に，集団の概要をつかむことができる。しかし，これら集団を表す数字はわかりやすいようでいて，実は誤解も生みやすい。なぜなら，人1人を

数字1と表現することが正しいのか、実は疑問があるからだ。たとえば、熱が出る前からずっと家で過ごしてきた人と熱が出ても友人と会いカラオケなどの飲み会に積極的に参加していた人とでは、その意味が異なる。前者の人は1人［0感染可能性］、後者の人は1人［10感染可能性］と表現する方が好ましいのかもしれない。

つまり、数は集団を把握するために人類が発見した最強のツールであるとともに、気づかない間に現実と遊離しやすい記号にもなることを、私たちは肝に命じる必要がある。個か集団かを考える姿勢は、数字が表現する有効性と限界を検討する立場ともつながる。

ところで、数字は集団のみならず個を把握する際にも、特徴的なふるまいをすることについて述べたい。特にメンタルヘルス領域においてユニークな性質を持つ。

3. 量的または質的

職場のカウンセリング室に30代半ばの男性bさんが現れた。彼は、職場での評価も高い優秀な社員であったが、猛烈に忙しい営業の部署で睡眠不足の日々が続いていた。もともと仕事を1人で抱えるタイプで、忙しいにもかかわらず同僚に助けを求めることを遠慮し、早朝から出勤し仕事していた。ところが、大事な打ち合わせでうとうとしてしまったことで、皆の前で上司から叱責され、数日会社を休んでしまった。その後も不眠や食欲低下が目立ち、仕事の効率も極端に悪くなった。体調がすぐれないということで内科受診するも、身体的には問題ないということである。

このbさんに接する上でまず押さえなければならないのは、抑うつの程度である。抑うつの評価はもちろん医学的診察などで慎重に行われる必要がある訳だが、抑うつの程度を測定する便利な自記式の評価尺度が開発されている。代表的なものにSDS（うつ性自己評価尺度）があり、これは20項目を4段階（1～4点）で評価する自記式の質問票である。抑うつの程度が強いほど点数が高くなり、最低点が20点で最高点が80点となる。このSDSに本人が自ら記入することにより、抑うつの度合いを数字に変換して点数と

して評価することが可能となる。

　たとえば、bさんのSDS得点が60点だったとしよう。SDSが59点以上は、抑うつの程度がかなり強いと判断される。そこでこのSDS＝60点は、bさんのうつの重さを雄弁に語る量的データとして、カルテに記載され専門家間で共有され、時に本人に伝えられ本人もSDS＝60点の私として自分を認識する。

　しかし60点は、そのように1人歩きしてよいものなのだろうか？

　臨床心理学の立場からすると、この60点は、bさんがSDSという心理検査を受けた時点で、SDSの質問項目をみて回答用紙に書きたかった思いを1～4の数字に変換して書いた結果と考えることができる。すなわちSDSの用紙に今の心の状態をbさんが**投映**した値ということである。そして、投映の元になった心の世界は、言葉にならない混沌とした整理のつかない世界である。言葉でも断片的にしか表現されない世界であり、それは時間経過やおかれている場で変化する。さまざまな気持ちが織り込みあった深遠な心の世界と言ってよいであろう。そこには、記号も含めた言語では表すことのできない非言語の世界がある。つまり、SDSの60点には、数という量によって内的世界を雄弁に語る面もあると同時に、その背後に語られていない隠れた質的な世界も存在するということである。心の支援の専門家はそのことに敏感である必要がある。**量的と質的**の微妙な関係がそこにあるし、**言語と非言語**の世界がある。

　私たちは個のさまざまな部分を数字で量的に表現することができる。身長170cm、体重60kg、腹囲80cm、視力、血圧、血糖値などなど。これら生物学的な数字はまだよい。問題は心に関係する見えない部分を数字に変換する場合である。知能指数、几帳面さ、不安傾向、抑うつ度など、尺度により数字として評価できる。そして、それらの数字は1人歩きしやすい。

　個とはそれ以上分けること divide ができない individual と英語でいう。しかし、数字による表現によって、個はさらに細かく解体させられる。そして数字に支配された個は、他の個との比較にさらされ、個としての安定を失っていく。

　現代は個性の時代と言うが、実は「比べっ個」の時代となり、集団の数の序列に伏せ従う個性喪失の時代に突入していることもよく指摘されている。

```
分断された個 ── 個 ── 集団
            (有機的)
```

図3　分断された個の登場

　そのような「くらべっこ」してばかりの個は、「**分断された個**」であり「切片化された個」と言ってもよい。「くらべっこ」していなくても、記号や言語で自分を把握しようとして、質的なまた非言語の世界をみつめようとしない時、個は分断されやすい。

　図1の「個」の左に「分断された個」を置いてみたのが図3である。この図の真ん中にある個は、分断された個とは異なり、**質的な非言語**の内的世界を大切にし、かけがえのない自分の実感を持っている**有機的個**とする。私たちメンタルヘルスの専門家は、個と集団との関係に取り組んでいるのだが、実は「分断された個」の苦しみに直面していると言ってもよいのかもしれない。

　たとえばA予備校でのカウンセリングでは、しばしば模擬試験の偏差値や志望大学への合格判定（％）が話題となる。彼らの悩みは、偏差値や合格判定が思うような結果にならないところにある。「この前の模擬試験では20,000人中11,234番でした」といった世界である。20,000人とは何と巨大な数字だろう。昨今、日本中のどこであっても、20,000人が集会を開けば、社会に大きな影響を及ぼすことになる。「その中で11,234番なんて！　なんて自分はちっぽけな……」

　確かにそこには、「分断された個」の一面が見てとれる。しかし、受験生の悩みはそこのみにある訳ではないことに、彼らの語りに丁寧に耳を傾けていると気づくことになる。受験生の悩みの中心は、「集中できない」「やらなきゃいけないとわかっているのに、勉強が手につかない」「勉強していてもすぐに別のことを考え長続きしない」といった、思い通りにならない自分に対するいらだちであり失望、不安である。つまり、偏差値が低い自分への悩みというより、偏差値を上げるために取り組みたいが、自分の思ったように取り組めない自らへの不安や不信といってよい[7]。

　この受験生の語りに慎重に寄り添うならば、偏差値という数字によって分

断されようとしている個から、どうやって自分らしい個を回復させようとしているかという姿を垣間見ることができる。もう少し冷静に言うならば、**分断された個**と**有機的個**の間を激しく揺れ動きながら勉強に取り組もうとする青年の姿がそこにある。そして、その彼らと出会い、かかわりあい、その揺れ動く姿に寄り添い、その背景にある彼らの思いに耳を傾ける、それがカウンセラーの仕事である。そこには数字（量）ではあらわすことができない質的な世界、つながりの世界がある。**量**（＝主に数字世界）と**質**（＝主に数字世界以外）とが織り成す中に、メンタルヘルスサービスの実際がある。

つまり、メンタルヘルスサービスは、数字によって分断された個から、分断されようもない今ここにあるだけでかけがえのない有機的個を回復させるためのかかわりと言ってよい。最近は特にITの世界の拡大が著しく、デジタル情報が個を分断し、圧倒的に比較する世界に個を放り込んでいる。他者との数字による比較のみの世界から個を救い出し、有機的個のかけがえのなさを再認識する質的作業が、メンタルヘルスサービスに求められている。

4. 分断された個の出現＝近代化

ところで、この分断された個が社会システムの中で出現したのは、いつの時代からであろうか？　大学受験に関して言えば、受験が大衆化した1900年あたり（明治40年過ぎ）の受験雑誌に、集中困難も含めた心身上の悩みが神経衰弱として紹介され、その対処法などが掲載されている[10]。勉強に集中できず意欲が低下し、焦ってはいるがだらだらとすごしてしまうことは、現在でも大学受験生一般にみられる悩みである。

私たちは、これら受験生によくみられる集中困難の訴えを**受験生症候群**と呼び、**ベアード型**の**神経衰弱**との関連性を指摘したが[9]、明治時代の受験雑誌に、神経衰弱への対策の話が出てくるのは興味深い。ちなみにベアードが指摘した神経衰弱は、近代化のために機械化が進み効率性が重視され、人間のペースに合わせた充分な休みをとれないことがその発症に影響すると考えられていた。産業化によって個がどの程度働いたかを数字で管理する傾向がより強まり、また優秀な人材を継続して確保するための画一的な教育制度が

推進された。100年以上も前から、受験生は、試験の点数で他者と比較される厳しさのみならず、効率性を求め数字で評価する社会の仕組みのありようを肌で感じていたのであろう。すなわち二重の意味で、数字のしばりを受けることになる。こうして、近代的個の出現は、同時に分断された個の出現をも意味することになった。

我々の言う受験生症候群では、適切な休息をとらずにがんばり続けた結果神経が疲労し、集中困難や効率低下が訴えられ、不安や恐怖、気分の落ち込みなどの種々の情緒反応が示される。まじめな性格のために休息をゆっくりとることができなかったり、家族が志望大学を認めてくれないことで落ち着いて勉強することができず、それを盛り返そうと無理をしたりと、性格や環境の影響が関係する場合もある。この受験生症候群の結果としてうつ病などに発展する場合もあるが、多くは受験時の一時的な状態と考えてよく、大学に入学すれば回復の経過をたどる。ただし、大学において違った形のメンタルヘルス上の問題が起きることもある。

この受験生版神経衰弱とよく似た状態が、遠く西アフリカのナイジェリアで知られていることを、**DSM-Ⅳ**（米国精神医学会の診断基準）の中の**文化結合症候群**のリストで知ることができる。それは**脳疲労症候群**（Brain-fag）というもので、主にナイジェリアの、英国の大学に入学し留学する受験生たちの間に観察された状態である[7]。1980年代のナイジェリアでは、一族の中で優秀な子息の英国大学進学のために皆でお金を持ち寄り、将来の出世を期待してその選ばれた子を送り出していたという。その期待とプレッシャーの中で、のんびりとした自然豊かな生活から、英国式の詰め込み教育に放り込まれ机に向かう青年たちを想像してみてほしい。勉強に必死に取り組みうまくいっているうちはよいが、集中できなくなったら……。彼らは、集中できない、身体が熱くなった、脳が疲れた、と訴え、混乱する。身体が熱くなったという訴えは、ナイジェリアでよく見られるマラリア熱になったのではという心気的な不安とも関連するという指摘もある。

現代の大学受験生、明治時代の大学受験生、ナイジェリアの大学留学生と述べてきた。時代も事情も異なる事例を挙げて、近代化という言葉で整理するような乱暴な議論はしたくない。ただ、彼らの集中困難の背景に、数字を重んじる学力競争があり、立身出世の考えがあり、比較の中で分断されそう

になる個の闘いがあることを指摘しておきたい。そしてその闘いが、個のあり方についての本人の認識を深める可能性があることも強調したい。

なお、有機的個や分断された個という考えに対して、自我のあり方や個の認識論などの哲学的議論との関係を気にする方もおられるであろう。私がここで述べた有機的個とは、哲学的に深遠に思索した個を意味するものではない。生き生きと日常を生活したいと考えるごく素朴で自然体の私、といった意味である。もう少しだけふみ込むならば、個の中にある思考と感情と感覚が調和している状態と言うこともできるだろうか。メンタルヘルス実践の立場からみれば、素朴で自分を大切にする私であることや素直に他者とつながっている調和的私に対する最大の脅威が他者との比較である。そしてその比較に数字を使って、あたかも動かざる真実のように個を圧倒している。実際に経済的な貧富の差への比較を持って現実的に個を脅かすことも多い。しかし、数字によって脅かされ個が分断される一方で、他者との比較や分断を刺激として、自分を大切にする自然体のあり方を真剣に模索する姿が青年にみられることも指摘しておきたい。

5. 医療と数字

　近代的医療は、個を分断する作業を効率よく行う。

　医療の基本的姿勢は、生命の危機に対する介入である。最も効果的な危機介入は、危機を示す数的データを把握し、その数値の改善を図るという方法である。血圧、心拍数、呼吸数、血液データ、これらの数字によって医師は処置を決定し、我々はその命を救われる。

　近年は**エビデンス**に基づいた医療ということで、**EBM**（Evidence based Medicine）という言葉がよく聞かれる。エビデンスと言うと難しいが、平たく言えば数字で示される根拠に基づいた医療ということである。こっちの薬を飲むよりこっちを飲んだ方が、改善率が1.5倍高まるよ、といった科学的手続きを経た根拠に基づいた医療である。それではなぜ、医療において数字が重宝されるようになったのだろうか。それは先ほどの話につながるが、医療は基本的に**危機**に対応する役割を社会から与えられていることが関係し

ていると思う。人生の最大の危機である死をどう防ぐかが、人類が医に与えた使命である。よって医学の基本構造は、死亡率（死の**リスク**）または治癒率によって常に評価されるものとなる。ある手術による治癒率はどの程度かという数字が重要である。その性質がEBMという考え方と合い、世界の医療界がEBMの考え方に飲み込まれつつある。

また社会の成熟に伴い、医療は危機対応的側面のみならず、**生活の質**（**QOL**）の回復の役割も担わされるようになった。つまり、医療が患者さんの日常生活をなるべく豊かに過ごしやすくすることに気配りする必要が出てきた。個の分断をなるべく少なくし、有機的個を大切にする医療ということである。この役割は、かかりつけ医（家庭医）にとって特に重要となっている。そうすると、数字のみに基づいた医療では不充分となる。

かかりつけ医の先生の中にはそのことに気づき、患者さんの生活をささえる医療にじっくりと取り組んでおられる先生方がたくさんいる。それらの先生たちは、数字（エビデンス）や量的世界のみではなく患者さんの**語り**（**ナラティブ**）や質的世界が重要と考え、医師のみでは患者さんの生活をみることに限界があることに気づき、コメディカルスタッフや福祉スタッフ、その他地域のさまざまな人たちと協力しつつ、地域チームを組んで活動する道を選んでいる。

私は今、認知症の方に対するかかりつけ医のアプローチに関して全国で研修会を行っている縁で、日本のさまざまな地方のかかりつけ医の先生方と話し合い、教えられる貴重な機会を持っている（詳細は第Ⅲ章；**BSAP研修**）。その流れで、先日も青森県のある村の診療所での内科外来の診察場面に同席させてもらい、その後のカンファレンスにも参加させてもらった。外来という限られた時間の中で、病の本質を診察や検査データをもとに医師は的確に判断していた。と同時に、その患者さんの語りを大切にしている姿勢に感銘を受けた。生活をみるということは、語りを大切にするということである。その語りの中でも何に注目すればよいかが、診察後のカンファレンスでのテーマとなった。

もちろん、いろんな視点が重要なのだけれど、「その方がなぜ今ここ（診察）に来たのか」、そして「この後（診察後）どのように日常生活に戻っていくのか」、その2つの語りが重要ではないか、という話になった。たとえ

```
量的把握           質的把握
  ↓                ↓
分断された個 ──── 有機的個 ──── 集団
  ↓                ↓
身体＞＜精神      ＜身体＝精神＞
```

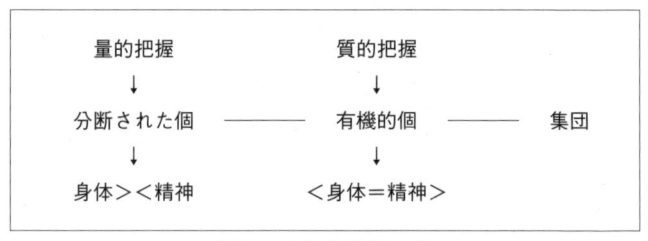

図 4　身体と精神の軸

ば、禁煙をしたいということでこられた年配の男性がいた。彼はなぜ禁煙外来を希望したのか、そこに病（症状：咳き込むなど）に密着する生活上の「何か」があるであろう。また禁煙外来でいろいろと指示を受けた後で、日常生活の中で彼の周辺で起きそうなことや、妻との関係や仕事仲間との関係など日常での変化などに、支援するスタッフが関心を持つことで、その人の健康と生活とのこれからの方向が推測できないか、そしてより効果的な支援のための準備ができないか、カンファレンスではそんな話し合いがあり大いに盛り上がった。

　私がとてもうれしかったのは、このような**来談意図**（なぜ今ここに来たのか？）や**近未来の会話**（どのような生活に戻るか？）といった視点が、実はメンタルヘルスサービスにおける面接でも最も重要であるからである（第Ⅲ章 **表 15** 参照）。つまり、一般の地域医療もメンタルヘルスサービスも、健康をテーマにしながら生活をささえるという点では、同じ姿勢であるということを、身を持って体験できたことに感動した。そもそも本人の生活を中心にするならば、身体と精神を切り離すことはできない。それらを別々に考えるのではなく、一体として支援していくことが重要である。そんな理念を再確認し、その診療所の先生方とその夜おいしい酒を飲んだ。それらの視点をサービスの軸として図 4 に示した。

　数で把握しようとするほど、**身体と精神**は分断される。そのプロセスを図 4 の左側に、上から　**量的把握 → 分断された個 → 身体＞＜精神**（身体と精神の分断）と示した。一方右側に、語りを重視し生活に密着する質的把握を通して、有機的個が活性化し、身体と精神は統合の方向に進む（**＜身体＝精神＞**と表現した）。

　科学的な立場に立つ対人支援において、身体と精神の分断は大きなテーマ

となっている。科学的把握は、量的把握を主力とするため、**科学的対人支援**も量的把握に基いて実施されることが多い。しかしそれが病気の症状や障害のみを切り出し、その改善のみを目指す専門家の姿勢を強めてしまう。そして、かかわる相手の全人的な状態や生活も含めたありよう、心の状態へのきめ細かな関与を後回しにし、時には無視してしまうことになる。身体と精神の統合に配慮した対人支援システムが求められる。

6. 病と健康

　身体と精神の分断は医療において大きなテーマとなっている。一方で先ほどの地域医療の話にもあるように、その分断を乗り越えるためのさまざまな活動が行われつつある。時には生活上の困ったことにまで医療がふみ込み考えてくれる。しかし私たちは別な姿勢も大切にする必要があろう。それはすべてを医療にまかせきりにしないという姿勢である。医療がかかわるべき境界線について、私たち社会はきちんと検討しておいた方がよいと思う。そもそも医療にあまりにも生活全般をまかせる社会は、決して健全な社会とは言えないのではないか。

　さて医療がかかわる境界線について考える時、**病と健康**とは？　という問いが密接に関連してくる。この問いを立てると、「病かどうかはお医者さんが決めるんでしょ」と考える方も多いのかもしれない。確かに病かどうか診断してもらうために、私たちは病院を受診する。しかし特にメンタルヘルスの分野では、病には医師によって明確に診断できるものもあるし、医師のみでは決められないものもある、と考えた方が適切な場合もあるようである。

　医師のみでは決められない、とは果たしてどういうことなのか？　土居[2]は、自分の具合が悪いといった自覚があって、その結果普通は区別されない心と体がdifferentiateする時に、病との本人の判断があり、それに対処するために医学が生まれてきたと指摘している。この場合、病の原点はそれを持つ本人の側にあるとした。

　心と体のdifferentiate（分化）とは、前述の**身体と精神**の分断とも近い世界である。近代化は、個を分断する方向に進め、それが身体と精神の分断に

もつながり、このことが具合の悪さとして自覚されるという流れは、先ほどふれた脳疲労症候群にも共通している。さて、このような病の自覚によって人が病院を訪れる時、絶対的基準が明確でない中で、病として扱うまたは扱わないことの意味が問われることもある。

　カウンセリング室に相談にきた受験生ｃさん（女性）は、夕方１人になると淋しくなり気分が落ち込むという。そのため勉強する気がなかなか起こらず、１時間ほどだらだらと過ごしてしまうということであった。昔から睡眠を８時間くらいとらないと充分でなかったが、予備校に通うようになって、６時間睡眠でがんばっていると言う。なぜそこまでして頑張っているか尋ねると、目に涙を浮かべながら、経済的に苦しいのに母親がパートをして生活費を稼いでいることや母親は夕食後疲れた疲れたといって寝込んでおり、その姿を見ているとつらいので、夕食を黙々と食べ（食欲はあるとのこと）、すぐに自分の部屋にこもっていることなどが語られた。

　さて、このような訴えをするｃさんは病なのか？　気分の落ち込みを訴えているので、メンタルヘルスの専門家としては**自殺リスク**を考慮したい。「死にたくなったりすることはあるかな？」という問いに、ｃさんは少し考えた後に「もうすべて終わりにしたいと思うこともあるけれど、お母さんに悪いと思い死ぬことは考えない」と答えた。少し考えたその間が、「死ぬべきでない」と無理に思い本音を話していない気がしたので、もうひとつ質問をした。「もうすべて終わりにしたいと思った時はどうしているの？」　ｃさんは少し考えてから、「ぼーっとしてそのままにしています」と語った。どうやら、ｃさんは、落ち込んで終わりにしたいと思っても、なすすべもなくぼーっとしていたり、時にお母さんに悪いと思って気持ちを切り替えようとしたりの生活を送っているようであった。

　さて、これのみでは自殺リスクの検討はまだ不充分であり、面接はこれからも続くのであるが、このようなｃさんは病なのか？　私は落ち込みがあって何らかの自殺リスクを予測させるｃさんには、念のため医師の診察を受け、精神医学的治療の有効性について評価してもらうことがよいと感じた。少し丁寧に言うならば、病かどうかはわからないが、ｃさんを**病という枠組み**でサポートすることが本人の利益につながるのではないか、と私は見立てた。病という枠組みでのサポートとは、医療機関を受診し、親にも受診のこ

とを伝え、心身に関するプライベートな情報をcさんが医師に伝え、時に血液検査などを受け、診断を受け、必要に応じて薬が処方され、薬を調剤薬局でもらい、その薬局の薬剤師さんとのかかわりがあるなどの、受診における一連の体験プロセスを定期的に受けるということである。医師はcさんのために時間を作り、cさんは普段では決して話さない話題を専門家にし、受付の人、待合室の人、調剤薬局の人など、普段会わない人々と目をあわせ、時に二言三言の会話をし、家では母親から病院はどうだったかと心配される、そんな非日常的な強力な介入が、病という枠組みでのサポートである。**患者役割をささえる社会システム**と言ってもよいであろう。

もちろん、病という枠組みでのサポートをcさんが希望するかどうか、本人の意思が重要である。毎日リストカットしているなど自殺リスクが高いケースの場合は、より病院受診の必要性が高まるが、今回のcさんのような場合は、少し本人に考えてもらう余裕はありそうだ。病という枠組みでのサポートの有効性と、一方でそのサポートですべてが魔法のように解決するわけではないことも丁寧に話した上で、1週間後にまたカウンセリングに来てもらい受診について話し合う、という方針をcさんと私とで共有した。

このように、確固とした存在として病がある場合のみではなく、**病という扱いを社会が望むかどうか**、特に本人が望むかどうかによって、病の姿が揺れ動く場合もある。特にメンタルヘルスの領域ではその揺れが顕著であろう。心の病はなおさらのこと社会によってその姿が変わり、健康もまた社会によってそのあり様が大きく変化する。そしてひとりひとりによって病のあり方は異なることを充分に認識することが求められる[1]。

ところでこのcさんが、上記のようなプロセスを経ず、医療機関を自ら受診したものの、病という診断を受け薬の処方をされるのみで、充分な説明もないまま薬を飲み続けるという事態に仮になった場合どうなるか？ 疲労とのつきあい方や「終わりにしたい気持ち」への対処については、本当ならばこの受診の機会にぜひとも、もちろん大学に入ってからでもよいのだが、話し合いたいところである。大学受験のみならず医師国家試験の受験もした医師が、人生の先輩として「受験は僕も大変だったよ」と経験談を語ってもらうことだけでも、cさんにとって意味があるような気がする。cさんはその言葉だけでも自分のみが苦しい訳ではないとほっとして、少し焦りすぎてい

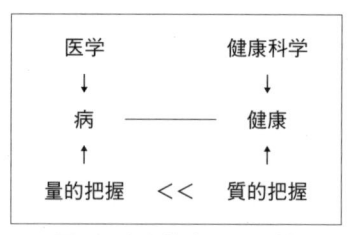

```
　　　　医学　　　　　健康科学
　　　　　↓　　　　　　　↓
　　　　　病　──────　健康
　　　　　↑　　　　　　　↑
　　　　量的把握　<<　質的把握
```

図5　病と健康との関係

たのではと自らをふり返ることもできるかもしれない。

　このように、ｃさんの危機は、新しい成長のための機会でもある。受験のこの危機に対して、薬での対応を模索しながらも、一方で本人の成長の機会として生かせればよいと思う。病の部分のみではなく健康な部分をｃさんは有している。そのｃさんの健康面への働きかけが、新しい成長へとつながる。薬での対応のみで終わってはもったいない。

　病という扱いがその人にとってどのような意味があるかについて、我々は知恵を絞って慎重に考える必要がある。そしてその作業を、医師のみにまかせないことも重要である。医師は病として扱うことは熟知していても、病ではない健康面へ働きかける時間的余裕がないのが実情である。メンタルヘルスの専門家は、病として扱うことのメリットとデメリットを熟知し、病のみでなく健康面に働きかける意義を充分理解しておく必要がある。病としての扱いについての専門が医学とするならば、病として扱おうとそうでなかろうと、その人の健康面とその成長について専門的に考える学問が**健康科学**である。**病と健康**の視点移動について、メンタルヘルスサービスの軸として図5に示した。

　医学が量的把握をもとに病を扱うとするならば、健康科学は質的把握も行いながら健康を扱う。もちろん、地域医療は生活をみるために質的把握を必要とすることはすでに述べた。また、健康科学も病気にならないための栄養管理など量的把握が重要な場合があるのは言うまでもない。QOL（生活の質）を尺度の数値として把握する取り組みもある。しかし健康科学が扱う健康は、その人の生活や生涯発達に密着したものであり、その多様性は数のみで把握できる世界を超えている。

　ところで、EBMという考え方そのものが、質的世界を大切にするという

ことは、意外と知られていないようである。古川[4]は、EBMの精神科医療版である **EBP**（Evidence based Psychiatry）について、「個々の患者の個性を最大限に尊重し、良質の医療が今まで行ってきたことをさらに洗練するものである」と述べ、医療の質的世界を尊重した延長線上に、EBPがあることを指摘している。

　さて、数が私たちの日常生活に大きくかかわるとするならば、それはお金（経済）の問題であろう。私たちにとって、お金を数えることが毎日の重要な生活の営みとなっている。経済的な面で人間の営みすべてを考えようとする傾向が、現代日本においてますます高まっている。メンタルヘルスサービスもそのコストとの問題で存続が危ぶまれることもある。ちなみに、時間も数によって測定しやすい日常生活に大きくかかわる概念である。ただし時間については、あっという間の5分間や長い長い沈黙の1分間ということにあるように、主観的世界との違いがしばしば話題となる。時間には、量と質と両方の性質があることがわかる。

　もう1つ、私たちの生活に密着した数の世界として、前述した**リスク**という考え方も重要である。これは、未来の可能性を予測するための数の話である。雨が降る確率は30%とか、宝くじに当たる確率は0.5%といった感じである。この確率の中で、好ましくないことが発生する危険確率のことをリスクと言う。そして医学の世界でリスクの考え方が進んでいる。この手術の成功確率は80%（つまり失敗するリスクは20%）とか、この薬を服用して副作用の出るリスクは10%といった表現をする。医学にとって重要なものは、死亡率や治癒率という話はしたが、これらはリスクとして整理することができる。そして、このリスクが高い場合、医学は緊急の対応を行う必要に迫られる。メンタルヘルス上の危険の発生可能性を、**メンタルヘルスリスク**としてとらえる考え方も提案した[8]。この点は、**緊急性**において重要な鍵概念となる。

7. 日常性と緊急性

　医学が緊急の対応に迫られる時ほど、つまり、リスクが高いほど、結果に

何が求められているかが明確になる。多くの場合、それは「命を守る」ということであり、心拍数や血圧の回復であり、「最低限の生活を回復させる」ということになる。

社会全体を見渡した時に、**緊急性**への対応を洗練させた分野を挙げると、警察と消防、救急医療などが代表的なものとなろう。すべてが迅速かつ的確な対応を求められる。活動への参加各人がチームを組み、命を守るという一点の目標を共有する。その動きは極めてシステマティックであり、システムの維持のための日頃からの訓練にも熱心である。

予備校での活動においても、緊急性について考えさせられる事態が発生した。ある日、授業を受けていたが男子学生 d くんが突然ウォーッと大声で叫び教室を飛び出した。担任が本人に声をかけカウンセリングを勧めた。d くんも希望し同日カウンセリング室に来て、我々カウンセラー仲間の 1 人が対応した。来室時に本人は落ち着いていたが、本人の話を聴くと自殺のリスクがあることがわかり、母親に連絡し、自殺リスクと医療機関受診の必要性を伝え、本人を帰宅させた。ところが、帰宅後父親から「外を走って頭を冷やせ」と d くんは叱咤激励され、深夜に川の土手を走っているうちに川に飛び込み、通行人の通報で警察に保護され家族に引き渡された。母親に対して病院受診の必要性を伝えるも様子をみたいということでそのままになっていたが、1 ヵ月半たち本人の強い希望で精神科医療機関を受診した。抗うつ薬の処方で d くんは徐々に回復し、勉強もできるようになり、希望の大学に合格した。

この d くんの事例は結果としては大学合格ということでよかったが、一時は川に飛び込むなど非常に危ない状態であった。定例会の中でこの事例への対応について何度も話し合った。その中では、カウンセラーがどう対応すればよかったかという個別対応のあり方はもちろん、学校組織の動きや仕組みといったシステムについての話し合いも行われた。

その話し合いの中で、そもそも緊急性とは何かということが議論の焦点となった。活動から遊離した机上の空論として緊急性の定義を論じても意味が全くない。学生へのサービスとして有益であるという実践的な緊急性の定義とは何なのかということが話し合われた。その結果、予備校の日常活動の中で行われている対応を**日常対応**と定義し、日常対応では応じきれない事態へ

の対応を**緊急対応**と位置付けることにした。すなわち、**日常と緊急**という対比の中で、緊急性が定義されることとなった。

　この整理の仕方はあまりにも当たり前すぎるものであるが、どこまでを日常対応と考えるかその線引きが重要であることを示した意義は実践的にきわめて大きいと考える。日常対応で対応できない事態とは、その事態が有する**リスク（メンタルヘルスリスク）**の大きさで決まることになる。自殺のリスク、他人を傷つけるリスク、その他学内や社会の秩序に大きな障害をもたらすリスクなどである。そして最も危険なことは、リスクが大きく緊急対応が必要なのにもかかわらず、そのリスクに気付かず、日常対応で済ませてしまう場合であろう。

　上記の川に飛び込んだ学生dくんの場合、自殺リスクに気付き母親に連絡したまではよかったが、本人をそのまま帰宅させたのがよくなかったのではないだろうか。結局日常対応に近い形になってしまい、その緊急性が家族に伝わらなかった。本当は、母親に学校に来校してもらい（できれば父親も）、現在の本人の危険性を充分に伝え、一緒に帰宅してもらい、自宅ではゆっくり休ませ、なるべく早く医療機関受診を同伴で行うことを、面と向かった場で充分に伝える必要があったのであろう。このような対応は、学校職員とチームを組まなければ遂行不可能である。A予備校の場合、このような緊急対応は、現場の校舎長（その校舎のトップ）が指揮をとり行う体制にした。カウンセラーの役割は助言役および必要に応じて本人や家族に対応する役割である。このような形で緊急対応を**システム化**したのである。

8. システムの発見

　ここまで述べてきた、メンタルヘルスサービスにとって重要な実践姿勢もしくは立場の軸について図6に示した。これらは、サービスを展開する上で避けては通れない視点である。そして、これらの軸での柔軟な視点移動を可能とするサービスシステムが求められると言うこともできる。

　この6つの軸を左から右に眺めると、細分化から包括化への視点移動と捉えることもできる。左にいくほど細分化され分断される視点となる。一方、

8. システムの発見

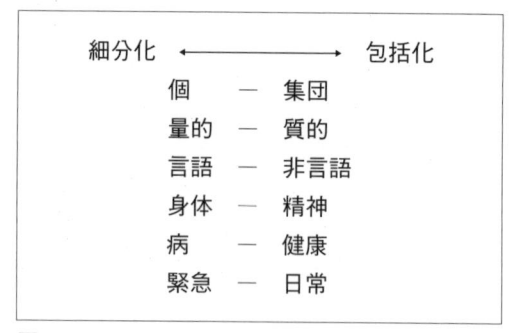

```
細分化 ←――――→ 包括化
    個   ―  集団
    量的  ―  質的
    言語  ―  非言語
    身体  ―  精神
    病   ―  健康
    緊急  ―  日常
```

図6 メンタルヘルスサービスにおける主要6軸

右にいくほど、範囲が広まりさまざまな要素が含まれ日常の多彩な出来事が関係してくる。

　つまり、メンタルヘルスサービスにおいて、これらの6つの軸をそれぞれ右に左に行ったり来たりする視点の柔軟性を持ったシステムとはどのようなものなのか。たとえば繰り返しになるが、**個と集団**の軸においては、個へのサービスが重要であると同時に、集団全体を対象としたサービスも求められる。1つの視点で固定されることがないことが、メンタルヘルスサービス実践の醍醐味とも言えよう。そしてこれらの視点移動を行うことができる仕組みが、メンタルヘルスサービスシステムなのである。

　ところが、社会において個が分断されるのと同じように、対人支援の専門性は近年ますます細分化されてきている。対人サービスのプロフェッショナルの守備範囲が職種によって限りなく狭まる傾向にある。もちろんサービスを必要とする人の持っている課題が重症で困難であるほど、細分化された精密な専門性の恩恵を受けることになるであろう。しかし、多くの人々は包括的で総合的なサービスを求めている。心の支援において、柔軟な視点移動がより求められる時代になっていると思う。

　そして、このような複数の軸において、多様な視点移動をしながら実践を積み重ねる中で、心の支援サービスは広がり深化する。そのような広がりや深まりのプロセスにおいて、何らかのルールや枠組み、仕掛けなどが対人支援において経験的に蓄積され、それらを**システム**と呼び整理できるようになってきたと表現することもできよう。

　たとえば、A予備校において個と集団と両方に対応するためには、個別

相談の枠も設定されるが、個別相談では対応できない、来談しない学生への対応のために、クラス担任からの困っている学生に関する相談（これをコンサルテーションと呼ぶ）が充実されることになった。また、集団すなわち一般の学生対象の講演会なども企画された。

　つまり繰り返しになるが、メンタルヘルスサービスは、診察や面接といった個別支援のみならず、生活の場でのかかわりやスタッフとの話し合い、健康教育といった生活の場におけるさまざまなプログラムの組み合わせである。そしてそれらのプログラムを、そのような布陣でどのようなスケジュールで実施するか、そのサービスの体系を**システム**と呼ぶこともできる。なるべく多くの人が心の健康状態をよいものとするために、システムを構築し、責任を持ちかつ継続的にその生活の場にかかわり続けることが求められる。学校や職場、地域などコミュニティにおいて、そこで生活する人々のメンタルヘルスを最適な状態にするために、システムが鍵となる。

　なお、ここでいうシステムは、いわゆる**システム理論**のそれとは厳密には一致しない。繰り返しになるが、メンタルヘルスをよい状態にするための支援の仕組みや取り決め、または社会が人々の幸せ追求を可能にするための枠組みや体制を指す。イメージ的には、仕組みや枠組みがお互いに相互作用を及ぼし合いながら展開するので、それらを含めたより大きな集合体といった感じだろうか。すなわちここでいうシステムは、実践の現場でのことであり、実際に対人サービスとして稼動している仕組みを意味している。システムというとコンピューターシステムのように、人がいなくてもまた誰が関与しても自動的に処理がなされるイメージもある。メンタルヘルスサービスシステムは、残念ながらそのように単純なものではない。優秀な人材がかかわり次の担い手が育たないと、このシステムは容易に破たんする。

9. システムの科学性

　ところで、この本では**メンタルヘルスサービスシステム**と**心の支援システム**の2つの言葉が出てくる。その定義についてここでふれておきたい。私はこの2つの言葉を同じ定義で用いる。それは「心理的また精神的に支援が必

要な人に対して、科学的かつ倫理的に適切な支援を提供するための、組織や手続き、ルール等に関する包括的な集合体」と表現できよう。

メンタルヘルスサービスと言うと、精神疾患の予防や治療に関するサービスというニュアンスが強まる。そこで疾病に限らず心理面一般を対象とするという意味では、「心の支援」という表現がよいようにも思える。しかし心の支援というと、宗教や芸術など科学性が担保されていないかかわりも含んだ意味合いが強まる。すなわち前者はやや狭義で、後者は広義の意味となる。

そこで私は、この本の前半部分では、厳密かつ科学的な姿勢を強調する姿勢から、メンタルヘルスサービスという表現を多用している。そして、第Ⅲ章あたりからより広い範囲を視野においた心に関するサービスを論じたいとの思いから、少しずつ心の支援という表現を増やしていく。

システムの内容について少し言及したい。システムにもさまざまなものがある。怪しい宗教団体の洗脳やマルチ商法など、他者の心理に多大な影響を及ぼすシステムも存在する。すなわち、システムの目標やプロセスが、非科学的であり倫理的にも問題が多いということも起こり得る。しかし、それら**非科学的システム**も、一見科学的で合理的という装いをしている場合も多い。特に対人援助の分野においては、結果がよければよいという姿勢になりやすいので、非科学的システムが生き残りやすい構造にある。小池[5]の指摘するテレビ霊能者はマスメディアを利用したシステムを構成している。また占星術や血液型占いもある種のシステムを有しており、人々から一定の支持を受け続けている。

この本でふれるシステムは、**科学的システム**を指す。システムの科学性は、①外部から何らかの概念を用い記述が可能であり、②その記述に基づきある程度のシステムの再現が可能で（要はまねができるということ）、③その再現により何らかの効果が示され、④これらが広く一般に説明でき（アカウンタビリティ）、⑤その手続きに倫理性を有し、⑥他の科学分野との大きな矛盾が生じない、といったことで示されると思う。効果というとエビデンスと考える人もいるが、ここでは量的な効果のみならず質的な効果も手続きが明確であるならば科学の範囲内と考える。つまり、ここでいう科学性とは、観察可能な「もの」を、数的データを用いてエビデンスを出すといった狭義のものではなく、目に見えない概念も用い、再現可能性を大切にする広

義の科学性である。これは臨床科学と表現できるものであろう[3]。このような**科学性と非科学性**という軸も、システム作りにおいて重要な視点となる。なおこの考え方は、対人支援のあり方そのものの科学性の議論とも重なるところがある。この点については次の章で述べることにしたい。

文　献
1) アーサー・クラインマン：病いの語り―慢性の病いをめぐる医療人類学．誠信書房，1996
2) 土居健郎：臨床精神医学の方法．岩崎学術出版，2008
3) 土居健郎，村上陽一郎：心の臨床と科学．こころの健康 10：3-25，1995
4) 古川壽亮：エビデンス精神医療．医学書院，2000
5) 小池　靖：テレビ霊能者を斬る―メディアとスピリチュアルの蜜月．ソフトバンク新書，2007
6) 熊倉伸宏：メンタルヘルス原論．新興医学出版社，2004
7) 元永拓郎，佐久間祐子，早川東作："Brain-fag 症候群"と"受験生症候群"との文献的比較検討．日本社会精神医学会雑誌 11：29-41，2002
8) 元永拓郎：学校における精神保健―リスクマネジメントの視点から―．学校メンタルヘルス 6：81-86，2003
9) 元永拓郎，早川東作 編著：受験生，こころのテキスト．角川学芸出版，2006
10) 竹内　洋：立志・苦学・出世―受験生の社会史．講談社，1991

第Ⅱ章

システム作りの実際

1. サービスシステムのプログラムとは？

　この章では、**メンタルヘルスサービスシステム**について、私の経験したことを具体的に述べていきたい。第Ⅰ章で述べたように、サービスシステムはいくつかのプログラムによって構成されるのであるが、そのプログラムを大きく5つに分類することができる[4]。それを**表1**に示した。

　これらの5つのプログラムは、理論的に導き出されたものではない。後述するように、さまざまなコミュニティでメンタルヘルスサービスを実践する中から、もっともしっくりと肌になじむサービスの要素を整理し、5本柱とも言うべきプログラムで表現するに至ったのである。

　この5本柱をじっくりと見てほしい。①**個別支援**とは、クライエントとカウンセラー（利用者と専門家）との二者関係、②**コンサルテーション**とは、

①個別支援
②コンサルテーション
③集団支援
④危機介入
⑤システム構築

表1　サービスの5つのプログラム

クライエントをめぐってその関係者とカウンセラーとの三者関係、③**集団支援**とは、集団に対して同時に実施するアプローチのことを指す。これらは、メンタルヘルスサービスの個と集団の軸の上に位置づけることができる。

そして、①個別支援、②コンサルテーション、③集団支援 それぞれに、日常的活動と緊急的活動とがあることがわかる。その緊急の活動をひとくくりのプログラムと整理すると、④**危機介入**となる。これは**緊急と日常**の軸に対応している。そして**個と集団、日常と緊急**に対応するための仕組み作りが、⑤**システム構築**と整理される。

それでは、私の関与している5つのメンタルヘルスサービスについて、これらのプログラムの内容も含めて説明していきたい。5つとは、予備校、専門学校、病院、大学、企業である。

2. 予備校でのサービス

A予備校で1986年に始まったメンタルヘルスサービスでは、**生活カウンセリング室**で受験生の個別相談に応じるという形で**個別支援**がスタートした。名称を「生活」としたのは、今からは考えられないことであるが、当時「心理」や「メンタルヘルス」という言葉を使うと、敷居が高くなり特別なものとのイメージが生まれ学生にとって利用しにくいという判断があったからである。そこで、予備校ですでに実施していた進路面に関する進路カウンセリング（クラス担任が行う）、学習カウンセリング（授業を行う講師が行う）と並列させる形で、生活カウンセリング（受験生活を送る上での心の悩みへの相談に応じる）という名称を選択した。

そして、進路や学習のカウンセリングと同じく、予備校の受付で生活カウンセリングの予約受付を行うこととした。これはすなわち、予備校がすでに行っていた学生支援システムにうまく乗っかる形でメンタルヘルスサービスシステムが位置づけされたということである。メンタルヘルスに対する当時の偏見の強さを考えると妙案であった。

予備校での受付では申し込みにくいのではないか、匿名での予約受付もありではないか、といった意見もあった。しかし、匿名とすること自体が、相

談は隠れて行うものというメッセージを学生に伝えるのではないかという意見も出た。むしろ相談しやすい雰囲気を作るための努力、すなわち教室でのアナウンスやカウンセラーの講演などが重要であると私たちは考えた。そもそも匿名の相談では、責任を持ってカウンセラーが応じられないという理由もあった。今では、匿名で相談をという要望はほとんどない。

　さて生活カウンセリング室が開設されてしばらくすると、当たり前のことであるが、カウンセリング室を訪れる受験生（来談者）が、受付でどんなふるまいをしているかが、受付職員の声として聞こえてきた。受付で暗い表情をしていた学生が、カウンセリング後に元気な表情で帰っていく姿をみて、「カウンセリングって必要」と思いサービスへの深い理解を示してくれたのは、受付の女性職員たちであった。

　彼女らはそのうち受付から見た心配な学生の情報をカウンセラーに伝えてくれるようになった。あの学生はいつも受付に来て雑談していくとか、講師の先生によく質問に来るが同じ内容の質問ばかりと講師の先生が嘆いていたとか、生活場面での重要な情報であった。**コンサルテーション**が自然な形で始まったということもできよう。カウンセラーはそれらの情報も参考にしながら対応することができた。自然な形でカウンセラーと受付職員との**チーム**が形成されることになり、カウンセラーもその重要性を認識することとなった。

　受付の観察眼を通して、カウンセリングが役立つと直感的に感じた彼女らは、クラス担任が学生たちにどのような影響を与えているかなど、するどい情報をくれるようになった。それらの話とカウンセリング内で学生たちが教えてくれる担任の様子をカウンセラーは総合して、担任の人柄や指導の力を推測することが少しずつできるようになった。とにかく私が印象的だったのは、A予備校の担任がとても熱心に受験生にかかわっていることであった。そしてその熱意が受験生の心理状態にとてもよい影響を及ぼすことが多かった。

　たとえば、毎日のように勉強を頑張っているか声をかけ、元気がない時には受験生に自分自身の大学受験体験を語り、「予備校で必死にやったことが今の自分の基礎を作った」と熱く話してくれる兄貴分のクラス担任は、不安の中で勉強する受験生にとって、どんなに励みになったであろうか。

一方、その熱意が裏目に出る事態にも我々は気づくようになった。学校に毎日遅刻してくる受験生に対して、明日は絶対遅刻しないように約束させ、それでも遅刻してくる彼にイライラしながら、粘り強く遅刻がいかにいけないことかを伝え聞かせる。それを何度も繰り返したが、ついに本人は学校にこなくなった。そこでこれ以上はカウンセラーに任せるしかない、ということで本人が担任に勧められて来談するということもあった。そんな感じで訪れた学生の中には、担任の先生にはもう諦められた、という風に嘆く者もいた。担任の存在の大きさを感じさせられた。

　このようなケースと会うと、担任の熱意が裏目に出てせっかくの兄貴的または姉貴的な味のあるかかわり合いが続けられなくなっていることが、とても残念に思えた。そこで、「担任がカウンセリングを勧めたのは、諦めたからではなくてカウンセラーと一緒にどうすればよいか担任も考えたいからでは」と本人に投げかけ、「担任とカウンセラーとで大学合格までサポートしていくよ」と伝えることもあった。時には、「勉強の方法や生活の仕方は担任の先生に相談し、カウンセリング室では頭の中ではわかっているやるべきことができないことに関係していそうな心の内面を話し合っていこう」と、担任とカウンセラーとの役割を意識して分担しながら、相談に応じることもあった。そして、そのような役割分担の話し合いをしたことを、本人の許可を得て担任と話し合うようにした。このようなやり取りの積み重ねの中で、個別支援そしてコンサルテーションがA予備校の中に根付いていったように思う。

3. 素人性と専門性

　予備校のスタッフは、受験指導の専門家ではあるが、メンタルヘルスの専門家ではない。しかし、受験生の心の支援において彼らの果たす役割はとても大きい。彼らの熱意と自らの経験に基づいた指導は、受験生にとって大きな精神的ささえとなる。つまり、彼らの専門家ではない部分が、受験生の心の支援に大きな力となる。言わば彼らの**素人性**が心をささえるのである。ここで述べたいのは尊敬すべき意味での素人性についてであり、**素人性と専門**

性との関係である。

　つまりメンタルヘルス活動では、支援を必要としている人の周囲のパーソナルネットワーク、すなわち親や友人や教師、担任などの素人性を最大に発揮してもらうために、専門家が黒子的にどう動くかが重要と考えることもできる。心の健康のあり方について、何でもかんでも専門家に答えを求めるようになっては、その社会はとても不安定なものと言わざるを得ない。量的把握が進歩している現在、健康かどうかも専門家が量的データに基づき「客観的に」測定するようなご時世である。人は、自分の健康について、自分の感覚を信じることができない時代になっている。ここにも**分断された個**が存在する。

　しかし、そんな時代だからこそ、専門家には素人性のよさを最大限に尊重することが求められると思う。よくある議論に、心の健康を保つためには正しい心の健康教育をどんどんするべきである、という意見がある。私はこの意見は正しいと思う。メンタルヘルス活動の5本柱の1つに**集団支援**を挙げ、その中身として**心理教育（健康教育）**を位置づけているくらいだから、私は賛成の立場である。だが、心理教育や健康教育を行う際に気をつけるべきことは、ここで述べている素人性の尊重ということである。

　心の健康は、いかに心の病の知識やその対応を増やしても達成されない。もっと素朴なそれぞれが日常の中で自然に行っていることがら、楽しみや喜び、好きなこと、心地よいこと、何かに深く感じ入ること、そのような自然体の営みの中に、心の健康につながる事柄がたくさんある。その自然体の営みは、素人性を生かしたかかわりの中で有機的に活性化されるものであろう。

　しかし局面によって、素人的判断のために他者を精神的に追い詰め健康を害することもあろう。その時のためにも、専門的知識を伝える心理教育は必要である。ただし、素人的判断がすべてだめだというメッセージが伝わらないように、心理教育には最大限の配慮が求められる。

　たとえば、「うつ病の人にがんばれと言ってはいけない」というコメントが専門家から語られ、これは社会全体にかなり印象深く広まったようである。確かに、精神的にふんばってがんばって、それでもどうしようもなく疲弊した状態のうつの人に、がんばれと言ったところで、本人はこれ以上どう

がんばればよいのかという絶望的気持ちを持つであろう。

　その意味で「がんばれと言ってはいけない」とのコメント自体はある意味正しいのだが、この知識が広まることと同時に、「うつ病の人にはがんばれという言葉もかけられないのか、専門的知識がない自分には対応は無理だな、本人に私はなるべくかかわらないようにしよう」といった雰囲気が、世間一般に広がったような気がする。難しいのでなるべくかかわらないようにと周囲が本人から遠ざかることで、結果として本人への声があまりかからなくなり、本人がほうっておかれ孤立化するといった事態も起きているのではないか。

　たぶん本質は、「がんばれ」という言葉自体にあるのではなく、「がんばれ」という声をかけた人と本人との信頼関係にあるのだろう。自分のことをとても心配してくれて力になりたいと思っていることが伝わる関係があれば、「がんばれ」という言葉は本人の心に深くしみこむであろう。もちろん「がんばれ」という言葉自体にプレッシャーを感じることもあるのかもしれない。しかし、「がんばれ」の背景に応援してくれているのだなというあたたかさを、悩んでいる本人が感じるのであれば、その言葉の意味も前向きなものへと変わってくるであろう。

　一方で、「表面的に言われた」とか「その場を終わらせるために突き放すように言っている」とのニュアンスを、がんばれの言葉の背後に本人が感じ取れば、その言葉はあまり適切とは言えない。

　そもそも日本語には、少し弱っている人や緊張している人を励まし元気づけるのに適切で身近な言葉がなかなかみあたらない。沈黙して酒を酌み交わすといった多くを語らずというのが日本において伝統的には美徳だからなのかもしれない（随分と昔だが……）。欧米ならさしずめ、「神のご加護を！」「幸運を祈ります」「なるようになるさ」といった感じの言葉がかけられるのであろうか。日本語でも関西の方によい言葉があった、「ぼちぼち、いこかー」。

　少し脱線気味だが、このような話を、予備校生対象の講演会でカウンセラーが行うこともある。これは集団支援の1つとなる。予備校生対象の講演会は、夏休み前の6月あたりと受験直前期の11月に行われることが多い。予備校生の中でも学生寮で暮らす寮生のために、各学生寮にカウンセラーが夕

食後に訪問し、食堂などで講演を行うことも例年の講演として位置づけられた。この寮生対象講演は、予備校生活に慣れてきた5～6月初めあたりがよいようである。

　カウンセラーの講演は予備校生の父母向けに対しても行われる。父母向けまで講演をする必要があるのかと当初はびっくりしたものだが、今や受験生の心理的安定を保つために、父母の理解はかかせない。父母が心配し不安を子どもにぶつけてしまうために、受験生本人が勉強に集中できないといった事態がよく起きるからである。もちろん受験生は父母からのプレッシャーを言い訳にしている場合もあるのだが、父母の不安がますます本人を追い詰め勉強不能になってしまうケースもある。父母対象の講演会はいつも盛況である。

　講演の中では、専門家の立場からこうあるとよいという話をしながらも、なるべく本人や父母の日常の感覚や工夫を大事にする話を語るようにしている。たとえば、勉強のために集中力は大切だけれど、無理をすると集中力が低下するのは自然なことであり、自分を守るための身体の自然な反応であるので、その反応に対しだめだと自分を責めすぎないように、といった感じである。このような感覚は、別に難しい専門的知識ではなく、心の専門家でない「素人」にとっても当たり前のことである。しかし、この当たり前の感覚が保てなくなるのが受験の現実でもある。当たり前の素人性を取り戻すためのお手伝いを私たちカウンセラーは講演を通して行っているということもできよう。

　ちなみに本人の素朴な考え方や素人性を最大に尊重する姿勢が、**自己決定権**の尊重や**インフォームド・コンセント**といった形で、対人支援において重視されてきている。しかし、自殺するという自己決定を専門家はどこまで尊重すべきかや認知症などで判断能力が低下している場合の身体的手術でのインフォームド・コンセントなど難題も多い。これらの課題は、メンタルヘルス活動を行う上で専門家に鋭く突きつけられている[3]。

4. 危機介入について

　第Ⅰ章で挙げた川に飛び込んだdくんなど、日常の学校活動やカウンセリング室での対応では応じきれない事態に対して、予備校では**緊急対応**として**危機介入**のシステムを整備した。図7に緊急対応の流れを示した。

　緊急対応は、「保護→連絡→協働」という流れとなる。保護とは危機的状況にある本人を安全な形でまた人目につかない個室等に保護し、事情を丁寧にきいて気持ちを落ち着かせ、水分補給や栄養摂取なども必要に応じて行い、心身の状態を安定させる段階である。心理的に安定させる介入という意味では、**心理学的初期介入**（psychological first aid）に該当する。

　保護とほぼ同時に、連絡段階に進む。連絡ではまず緊急対応を指揮する校舎長へ状況を報告する。そして校舎長が指揮し他の複数の職員がチームを作って対応することを確認する。同時にカウンセラーへの連絡も行う。カウンセラーは助言者としてチームに参加し、緊急対応を行うチームメンバーを支援する。このチーム内で充分な方針を確認した後に、保護者への連絡を行い状況について充分に説明する。

　その上で保護者に来校してもらい、本人への対応について保護者と充分な話し合いを行った上で、保護者に本人を引き取ってもらう。精神科的対応が必要な場合は、医療機関の紹介や本人への受診の必要性の説明なども行う。これらの動きは保護者と職員チームとが協働で実施する。

　この緊急対応は、個人の危機に対応した基本モデルとも言うべきものである。交通事故に複数の学生が巻き込まれたといった場合など、集団に対して

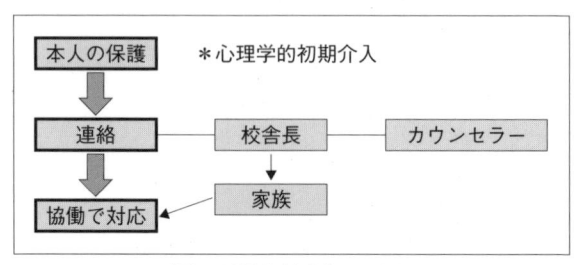

図7　緊急対応システム

緊急対応が求められる場合がある（**個と集団**）。そのような事故や事件の危機においては、精神面のみならず身体面の支援も重要となる。もちろん多くの場合、身体面への対応がまずは優先される（**身体と精神**）。いずれにしても、緊急性の背景にある病の可能性が検討され医療が適切な形で関与することが求められる（**病と健康**）。問題は、精神科医療受診を本人や家族が拒否する場合である。どのようにかかわればよいか難しい局面を迎えることになる。

大事なことは、これらの緊急対応について事前に**マニュアル**を作成し、日常からそのシステムについて確認しておくことが好ましい。A予備校においては、緊急対応マニュアルを整備し、年度の初めに担当職員と確認する作業を行っている。そして、緊急対応が起きるたびに、その事例検討を定例会の中で行い、緊急対応システムのチェックを行ってきた。

ところで、危機に対してこのように学校内部のスタッフが対応する緊急対応は、**内部システム**による緊急対応と呼ぶことができる。日常対応では応じられない事態に対して、緊急対応を学校が行うという位置づけである（**緊急と日常**）。そして、緊急対応が必要でなくなれば、すみやかに日常対応へと戻る。

一方、緊急事態に対して外部からの対応が必要な場合もある。これは**外部システム**による対応であり、大規模災害に対する精神科医療チームによる介入や**臨床心理士会**による緊急支援などがある[1]。私も消防庁が実施するメンタルサポートチームとして、消防士に対する支援を外部からの専門家の派遣という形で行ったこともある。

これらの外部システムによる緊急の支援は、内部システムによる緊急対応を側面からサポートする役割が求められる。そして内部システムが充分機能するようになり、外部システムによる支援が必要でなくなればすみやかに支援を終了するという展開が重要となろう。

eさんが窓口に血相をかえて訪れた。eさんは担任に、「私の悪口をクラス内で言われている」「男性関係が派手と言われているのでやめさせてほしい」と訴え、そのことで頭がいっぱいになり、思いつめている様子であった。担任は、普段からクラスの様子を知っていたが、そのようなうわさが流れるような雰囲気はなく、みな受験勉強への不安を語っている状態であった。しか

し、eさんが落ち着きなく息も荒いのでカウンセリングを受けたらと勧めた。それに対し、本人は帰ると言って止める担任を振り切り帰宅した。担任は心配して自宅に電話するがその日は連絡が取れなかった。翌日母親から連絡があり、「娘はいじめられているのに担任はきちんと対応してくれなかった」「娘の不安定さのせいにしたので娘は傷ついている」「予備校はやめさせる」という抗議の内容であった。eさんは担任が自分の訴えを受けとめてくれなかったと感じ、母親に不満を訴えたのだろう。

　このようなケースの場合、カウンセリングを受けさせるという緊急対応より、まず「うわさを言われているかどうか」の調査を緊急対応の初動として担任は行う必要があった。すなわち、eさんの訴えは「うわさをやめさせてほしい」ということなので、学校側は「うわさ」が存在するのかを緊急に調べるべきであったのであろう。すぐに「うわさ」が確認できなかったとしても、しばらくは綿密に調査を続けること、その結果をeさんと家族に密に伝えること、またeさんがうわさされていると気づいた時はすぐに窓口に報告にきてほしいこと、その報告を受けたならばただちに職員が調査を実施することを、充分に話し合うべきであった。そのような調査を充分に行った上で、うわさが存在しない状況が確認され、それを保護者とも共有した後に、eさんの疲労や気が張っていることを理由に、カウンセラーへの相談を勧めてもよかったのかもしれない。このように、緊急対応とせずに本人や家族と連携しつつ支援システムを構築することが重要となる場合もある。

5. 専門学校でのサービス

　B専門学校でのメンタルヘルスサービスは、1991年に始まった。私のかかわりはひょんなことからスタートした。B専門学校の幹部の方が、学生への心の支援が必要であることを認識し、知人に話したところ、その知人が私の知り合いであったという具合で、私はこの専門学校の活動に参加することになった。週1回私が来校し、月1回は、精神科医の先生に来校してもらうことにした。

　高田馬場にあるそのB専門学校は、質の高い通訳者を輩出する伝統ある

学校であるが、高卒者に英語を中心とする語学教育を行い、米国の大学に留学進学するコースがあったり、もちろん通訳や翻訳のコース、観光やホテル関係で語学を必要とする就職をめざすコースなど、多彩なコースを持っていた。そんな中で、カウンセリング室をどこに作ろうかという話になり、空いている部屋を間借りしてのスタートとなった。特に困ったのが、予約受付や相談記録の管理をどうするかということであった。A予備校の場合は、受付窓口職員はさまざまな申し込みや質問に対応をするプロ集団であるが、B専門学校の場合は、学校の事務や教務を行いながら受付対応も行うという形で、受付の位置づけが異なっていた。これは、学校に在籍している学生数や外部からの問い合わせや申し込みの多さなどによって、受付の仕組みが異なることを示している。

　そんなことも少しずつ見えてきて試行錯誤したが、カウンセラーが来校していない時の予約は就職指導室のスタッフが行うという形にした。就職指導室とは、学生の就職活動を支援し相談に応じる部門である。日常の勉学指導や成績管理といったことは行わないし、保健室利用時の受付なども行っているという面ではよかったが、なにぶん就職指導を行う部門である。学生の身だしなみや言葉遣いには厳しい指導を行うところである。そもそもカウンセリングは指導という言葉にはなじまない。大丈夫かという感じもしたが、他に適切な部門がないという事情もあり、就職指導室スタッフと密接に連携しながら、A予備校と同じく「生活カウンセリング室」という名称で相談室を開設した。幸い就職指導室スタッフは、個別支援やカウンセリングにとても理解があり、受付や学内連携など、とてもうまくいっている。

　実際かかわり始めて、驚きの連続であった。まず、学生がとてもまじめであった。B専門学校は語学関係の学校で、前述したコース以外にも、国際ボランティアコースやフライトアテンダントコースなど多彩な学科を有していたが、クラス担任がきめ細かく対応し、出席管理も厳しかった。また英語の力をつけるために宿題がたくさん出され、その対応に学生たちは追われていた。

　また、学校では繰り返し就職のためのセミナーなどが開催され、学生たちは入学直後から就職のことを意識していた。1年生の入学直後から、リクルートスーツをどう着るのか、好印象をもたれる髪型や化粧といった就職のた

めの身だしなみ教育も熱心に行われていた。

　また多くの学生がアルバイトをしていた。これは経済的に余裕があまりないという面と就職して早く独立したいという気持ちとが背景にあるようであった。親の意識としても早く働いてほしいという傾向が強いように感じたし、そうでなくても本人が親の気持ちを推し量るように早く働きたいという意識を持っている印象であった。

　そのような就職への意識の裏返しでもあるが、欠席が続く学生は、学校を中退して働くことを親から強く言われ、中退を選択するという流れがあまりに早く進むことが印象的であった。長期欠席の学生の中には、担任からの話を聴くと、どうも抑うつの治療が必要と私には感じられる場合もあった。しかし本人がカウンセリング室に現れたときには、すでに学校を辞めるという意思を固め、私の治療の勧めにがんとして応じないといった場面にも時々遭遇した。

　そんな状況でも、専門学校の担任と情報共有し一緒に考えていくことについて本人の了解を得て、担任とも話し合っていく中で、本人が中退への意思を和らげ、精神科クリニックを受診してくれる場合もあった。担任は非常に熱心でありそのきめ細かな教育魂には敬服させられることも多かった。長期欠席の学生には毎朝電話をして、学校に来るように促す先生もいた。授業運営でも、自信のなさのために本来持っている力を皆の前で出せない学生を見極め、授業の手伝いなどの役割を上手にさせて、本人がうまくできたことを最大限にほめるなど、学生に自信をつけさせるために見事な手腕を発揮する先生もいた。

　また学校の中のコースによって、学生の雰囲気が随分と違っていた。たとえば、通訳コースの学生はやはりコミュニケーションを積極的に行う雰囲気の学生が多い印象であった。一方翻訳コースの学生は、どちらかというと華やかに人と対話するというより、言葉少なでじっくりと物事に取り組む感じの学生が目立った。これがフライトアテンダントコースとなると、航空会社の客室乗務員を目指す女性たちのクラスになるので、すらりと長身で美しい顔立ちの学生たちが来談した。

6. 同質性と異質性

　日本において専門学校の教育については、大学と比べてあまり注目されることが少ないように思うが、図8のグラフをみてほしい。このグラフは18歳人口の年度ごとの進路先を示したものである。18歳人口は近年減少の傾向にあるが、大学進学率は年々上昇しており、短大を合わせると約50％となっている。さて注目してほしいのは、専門学校への進学率である。21％となっており、約30万人が毎年進学している。つまり、18歳人口の半分が大学進学、1/5が専門学校、その他が就職またはフリーターと考えてよいであろう。

　ところが、メンタルヘルスサービスについてみると、大学においては保健管理センターや学生相談所をはじめとして、大学生への心のケアは全国各地で行われている。国立大学法人においては、国立大学法人法の中で、「学生に対する心身の相談に応じること」が業務として明文化されているほどの力の入れようである。一方、専門学校におけるメンタルヘルスサービスのほとんどが単発的なものであり、根拠となる法律ももちろんない。つまり、日本における専門学校生に対するメンタルヘルスサービスは大きく遅れている。

　大学受験予備校生への対応で気づくことだが、心身の不調や不登校のために勉学に充分取り組めなかった結果、大学に入らず専門学校に入学する学生もみられる。これらの学生に対する心の支援サービスへのニーズは高いと予想される。しかし、専門学校でメンタルヘルスサービスはほとんど根付いていないのは、青年の支援を考えた時に大きな社会システム上の不備ではないか。

　ところで大学と比較して専門学校は、クラスごとの同質性が高い。すなわち翻訳コースや通訳コース、フライトアテンダントコースといった、本人が将来希望する職業に密接に関連するコース設定のため、志向や雰囲気が似通った学生がクラスに集まりやすいと考えられる。また実際の授業でも、希望職業に合うような指導がなされる。通訳であればはっきりと相手に伝わるようなコミュニケーションについて指導があるし、フライトアテンダントであれば、化粧や立ち振る舞いの指導も職業に合ったものを行っている。

　また、専門学校はクラス単位で授業が行われるため、選択する講義によっ

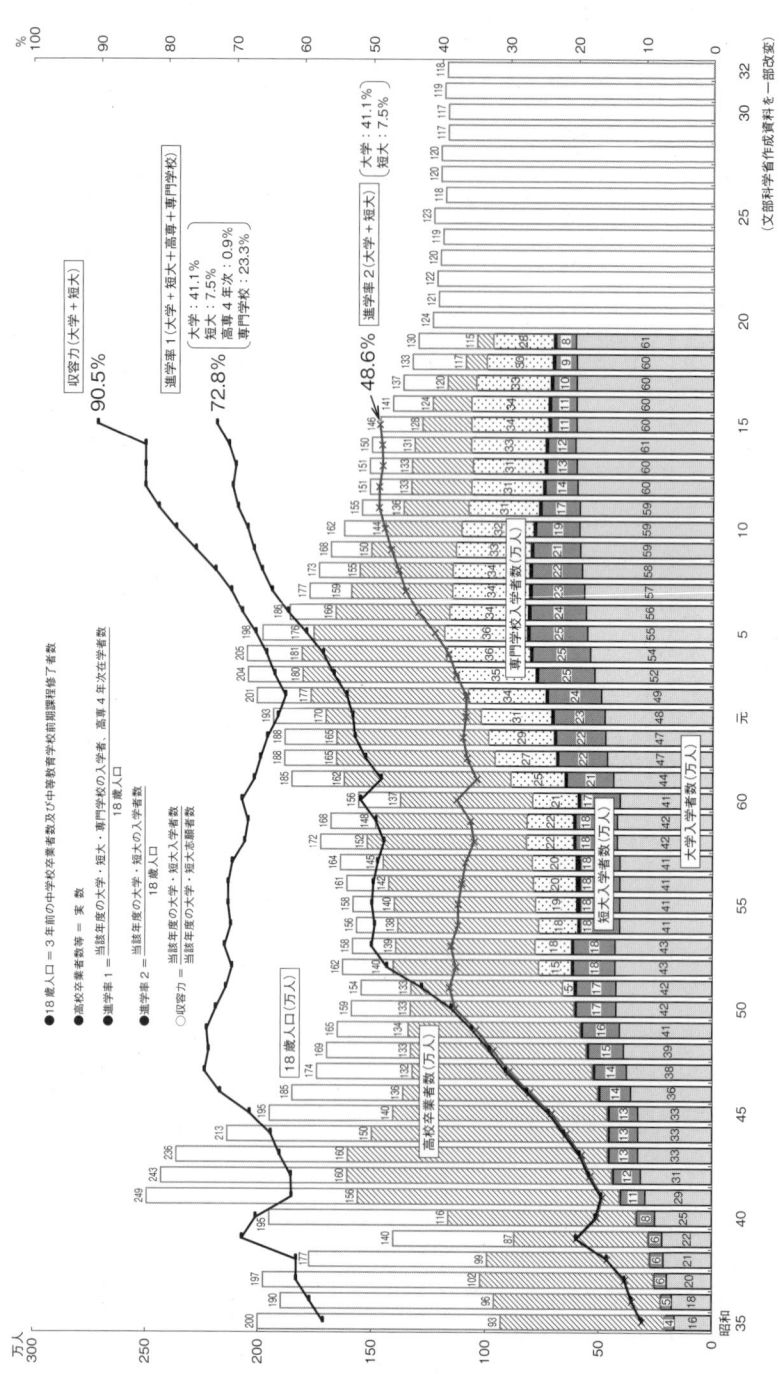

38   6. 同質性と異質性

図 8　18 歳人口の進学先
（文部科学省作成資料を一部改変）

て学生集団が変化する大学と比較して、日常の行動パターンも似てくる。このように同質性を結果として促す専門学校の環境は、その同質性になじめない、またなじみたくないと考える学生にとっては心理的負担となる。クラスの雰囲気になじめず不登校となる学生が、カウンセリング室を訪れることも多い。クラスや学科での同質性が高い一方で、専門学校間、学科間の異質性は高いと考えられる。B専門学校のような語学系と歯科衛生系の専門学校では、学生集団の性質の違いも大きいであろう。心の支援システム作りにおいて、**同質性と異質性**を充分に考慮する必要がある。

　B専門学校は語学系であるので、海外留学や海外の文化に関心のある学生も多い。留学において、日本における同質性への適応力が生かされない場合もある。卒業後留学した学生への心の支援サービスは基本的には行わないのだが、時として留学した卒業生のサポートも行わざるを得ない場合もある。

　ある国に留学した卒業生fさんがリストカットしているがどうすればよいか、といったメールがfさんの友人gさんから元担任の先生に入った。ただちに元担任の先生と校長先生とカウンセラーとで対策を話し合うことになった。gさんとしては、fさんの親に言ってほしくないというのが初期の希望だった。fさんの親に連絡すべきかどうか、学校側と何度も話し合った。fさんの親に学校が連絡することで、学校側としてはある程度責任を果たしたと言えるかもしれない。しかし親への連絡を行うと、情報源のgさんと学校との信頼関係が崩れ、gさんが今後学校に情報をくれなくなる危険性もあった。

　リストカットの様子からすぐに命の危険はないと、話し合いの中で判断した。そしてgさんへのサポートをメール上ではあるが元担任が充分に行い、fさんの親に話をすることが好ましいことをgさんに少しずつわかってもらうよう説得し続ける方針とした。1週間ほどして、fさんのサポートにgさんが限界を感じていることがメールに書かれていた。そこでfさんの家族に連絡することを、担任からgさんに提案したところ、gさんも受け入れた。ただちにfさんの家族に学校から連絡し、本人と話し合った上で本人を迎えに家族に渡航してもらう必要があることを伝えた。fさんの家族には、本人を責めないでほしいことと、帰国後ただちに医療機関を受診してほしいこと、そして受診先として適切な医療機関の紹介を行った。大変であったが母親が渡航し、帰国後無事受診することができた。

専門学校は社会において即戦力として役立つ人材を輩出する役割があるとともに、その人材育成において心の支援が必要な場合には迅速にかつ適切にその支援を提供する責務がある。しかし、現状では心の支援システムを有した専門学校はほとんどないと言ってよいのではないだろうか？　国立大学法人において心身の相談に応じることが国立大学法人法によって定められたように、専門学校における法整備も必要な時期にきていると思う。

7. 大学病院における活動

　Ａ予備校とＢ専門学校でコミュニティメンタルヘルスサービスを実践してきた私が、1997年から縁あって**Ｃ大学病院**の**臨床心理士**として勤務する機会を得た。私は精神科クリニックでの心理士としての経験は少しあったが、常勤の心理士として病院の精神科に勤めることは初めてであった。それまでコミュニティでの活動を専門的に行っていた私としては、病院はコミュニティから少し離れたところにあるという感覚でとらえていた。しかしＣ大学病院で働くことになりその考えは一掃された。

　そもそも病院自体がコミュニティであった。教授、准教授、講師、助手といった大学医学部の教員（ほとんどが医師）、そして医学部附属病院の治療スタッフには、大学医学部の教員が医師として兼任しており、大学院生である医師や研修医も治療に参加していた。また附属病院で採用された看護師、薬剤師その他の多くのコメディカルスタッフ、事務職員、警備関係スタッフなど、**多職種**のスタッフが存在した。

　そして精神科に限っても、40床あまりの病棟に入院している患者さん、外来に通院する患者さん、精神科デイケアに通うメンバー（利用者）がおり、各所に上記担当スタッフがいて、さまざまな対応が個別にまたグループでなされ、日夜24時間、365日の継続した活動が展開されていた。

　このような場に、私は臨床心理士として1人放り込まれ、このコミュニティにおいてどのように動いていけばよいか、その試行錯誤の連続となった。幸い前任の臨床心理士がある程度立場を築いてくれていたので、基本的にはその方向で動くことになった。また非常勤の臨床心理士の方々もサポートし

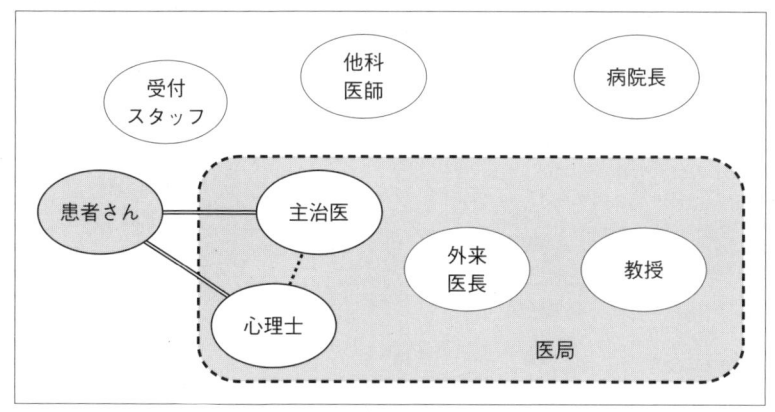

図9　外来における心理療法の相談構造

てくれた。ここでは、C大学病院精神科の心の支援サービスを、臨床心理士の視点から述べることにしたい。

　外来での心理療法は、主治医から依頼が出され来談した患者さんと、受理面接を充分行った上で、心理療法を担当するかを検討した。そのような構造にあるため、心理療法の**相談構造**は図9のようになっている。なお私は、心理士としての活動に、治療にとどまらない多様な心の支援の役割があると考える立場から、ここでは、治療構造という言葉ではなく、相談構造という表現を用いている。

　外来において、患者さんと心理士との関係には、患者さんと主治医との関係が色濃く影響する。別の言い方をすると、外来での心理療法は患者さんと心理士と二者関係で行われているようにみえて、実は患者さんと主治医と心理士の三者関係をも扱わなければならないということである。また、外来の医師である主治医や心理士は、外来医長の「管理下」で活動している形になっている。もちろん通常のかかわりで外来医長が関与することはほとんどない。また治療上生じた事故等に対しては、病院長にも管理責任が問われる場合もある。また医師は教授も含めた医局という集団を形成しており、C大学病院の場合、心理士は医局にも所属する形をとっていた。このように、**医療チーム**、医療組織の中で、心理療法が展開される構造となっていた。

　心理検査については、外来や病棟において、主治医からの依頼ということで心理士が担当することになっていた。研修医が主治医の患者さんについて

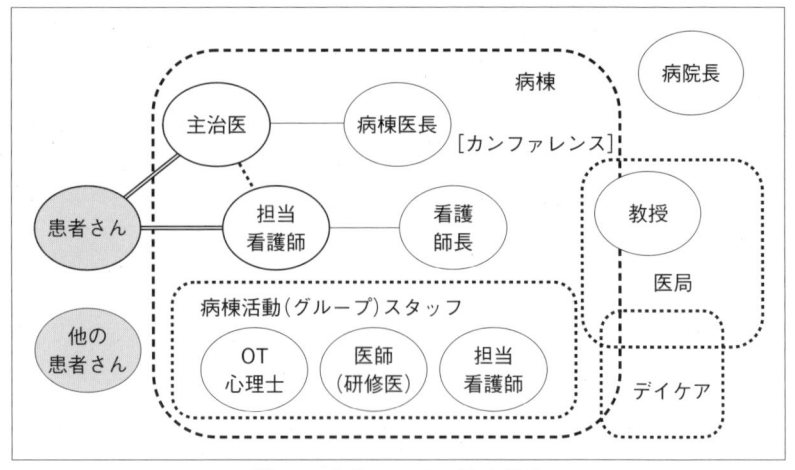

図10 病棟における治療構造

は、研修医が心理検査をとり、心理士と一緒にその内容を検討していた。心理検査は、知能検査やロールシャッハテストを実施することが多かった。C大学病院の精神科は、伝統的にサイコセラピー（心理療法）や心理検査を大事にする風土があり、心理検査の結果は主治医が患者さんの理解を深めるために充分に活用してくれていた。

　病棟活動で心理士がかかわる場合は、病棟活動（グループ活動）においてチームで関与するのが主であった。その際の**治療構造**について**図10**に示した。病棟活動では、患者さんのグループ活動が、病棟スタッフ（医師、看護師、心理士、OT：作業療法士）の運営で行われる。しかしここで運営というのは正確な表現ではない。病棟スタッフがファシリテーターとなり、なるべく患者さんたちが自主的にかつ相互に影響を及ぼしあいながらグループ活動できるように配慮した。病棟スタッフが運営してしまうと、患者さんはスタッフの指示に従うだけの受身の態度を身につけてしまいかねない。その意味では病棟活動において、患者さんはメンバーと呼ばれ、治療を受けるという受身的立場から離れることを目指した。そして病棟活動というシステムの中で、メンバー同士がお互いに刺激を受け、主体性をどう回復させていくかが目指された。スタッフとしてグループにかかわる私は、メンバーに対して働きかけを常に行っている訳ではなく、メンバー間の交流が起きるまで働き

かけをしないで過ごすことも多かった（正確には「働きかけない」という働きかけをしていた）。

　病棟では、患者さんの主治医がいて、担当看護師がおり、病棟医長と看護師長が全体を見渡していた。研修医が主治医になる場合は、その指導医がつくことになっていた。病棟でのすべての患者さんについて、週1回はスタッフ全体でのブリーフィングが行われ、また病棟スタッフが全員参加し1人の患者さんについて丁寧に検討するケースカンファレンスも開かれていた。

　すなわち、病棟における治療は、病棟スタッフのコミュニティと病棟の入院患者さんのコミュニティとが相互に影響しながら展開していた。病棟活動は、それらのコミュニティに治療的な方向性を与える上でも効果的であったような気がする。病棟活動の中でも、やるべきことが決まっており患者さんの間の交流も限られた書道のプログラムもあれば、料理や散歩など少し自由度の高いプログラムもあった。書道は構造がはっきりしており、病状のまだ不安定な患者さんでも導入として参加しやすいプログラムであった。一方、自由度の高いプログラムは、書道などに参加できてある程度安定してきた患者さんが、次のステップとして参加するのに向いていた。

　学校での生活の場での活動を中心に行ってきた私から見ると、医療のシステムは、生活の場で生じた問題に対する危機介入システムの側面が大きいと感じる。病気や怪我から命を守るための危機介入システムは、医師と看護師の連携を中心とした多職種による**チーム対応**が基本となる。精神科においても、外来における初診や病棟への入院は、日常生活でのサポートでは不充分で、何らかの強力な介入が必要になった際の、ある種の危機介入であると見なしてよいと思う。

　医療による介入は非常に強力でかつ高度にシステム化されているが、医療の導入が遅れたり、地域での充分なサポートがないまま無理な形で医療導入が行われると、医療のよさが充分に生かされないこともある。医療スタッフへの負担もかけてしまう。学校や職場といった生活の場でのサポートが充分に機能することで、医療の導入が適切になされる可能性が高まる。入院から日常の生活に戻るにあたっても、医療と生活の場での支援とが連動していくことが、心の支援においては特に重要と思う。このように医療の介入の濃淡によっても必要な生活の場でのサポートが継続して行われることを、**ケアの**

一貫性として佐々木[6]が地域支援の鍵概念として強調している。

　入院してしばらくは、危機介入時の衝撃を緩和する時期である。多くの場合、薬物療法が強力に展開され、患者さんはなるべく安静に過ごすことになる。そして薬物療法も一段落すると、社会復帰を目指した活動が始まることになる。病棟でのグループ活動は、危機介入システムとはやや性格を異にし、患者さん本人を医療という傘の下で保護しながら、時間の流れが少しゆったりとしたコミュニティの中での患者さんの自己治癒力をサポートする内容である。医療全体としては経営的観点から入院はなるべく短くといった効率性が求められているが、社会復帰的観点を含めた病棟コミュニティでの体験をどう確保するかが極めて重要である。

　しかし、患者さんによっては、上記で述べたような流れとは異なる経過をたどる場合もある。30歳代の女性hさんは、家事や子育てで疲弊し抑うつ状態で入院となった。ところが、入院直後から元気に病棟を歩き回り、他の患者さんの相談にのったりお世話をするようになった。ソファーに座って談笑する姿もよく観察された。hさんの主治医からは安静にしているように指示されたが、本人はそれを守らなかった。他の患者さんへのマイナスの影響も出てきているため、主治医が退院の話を持ち出したところ、「めまいがする」「不安感が強い」「落ち着かない」といった内容を訴えるようになった。その後は、目に付きやすいところではよい子としてふるまっていたが、スタッフの目の届かないところで、他の患者さんをあごで使うといった行動がみられた。自宅に外泊すると必ず調子を崩して戻ってきた。

　hさんのようなケースは、単なるうつ病ではなく、軽い躁状態（元気の良すぎる状態）も伴う双極Ⅱ型障害の可能性もある。もちろん人格的な不安定さも有している場合もあろう。コミュニティからのストレスに軽躁を用いて対応している傾向があったのなら、病棟に入院した直後から活動性が高まったことも理解できる。hさんの活動性が高まった状態には、抗うつ薬は危険である。ますます調子が上がる危険性もある。気分を調整する薬を用いて治療を進める必要もあるかもしれない。また、家族との関係調整も重要となろう。このような見立てや治療方針をチームで検討し共有し、患者さんの病棟コミュニティでの体験を有意義なものにしていく工夫が、病棟スタッフに求められる。

大学病院では特に専門職の教育機関としての性格（教育システム）も有している。病棟では医学生や看護学生が臨床実習のために次々と訪れ、病棟コミュニティの一員として存在した。さらに大学病院には研究機関としての側面（研究システム）もある。実践（臨床）と研究のバランスの歴史も長い。実践と研究との関係について言えば、すでに述べたようにエビデンス重視の医療が定着している。臨床の質を上げつつ研究への取り組みも重視されており、これを**実践と研究**というシステムの軸の１つとして着目したい。

　このようなさまざまなシステムを有している大学病院コミュニティにおいて、心の支援システムがどう構築され、その中で心理士がどのような役割を担っていくかが、重要なテーマであった。大学病院においては、心の支援システムの中でも、医療システムが強力に機能している。そして、その医療システムの中で心理士はどのような役割をとれば、心の支援システムがより充実するか常に判断を求められた。

　精神科において、すでに位置づけられた心理士の役割をこなすことで私の業務は飽和状態となった。大学病院としての心の支援システムを、どう展開するかという姿勢でのかかわりがなかなか難しい状況となった。そのうちに、次の職場に移ることになった。大学病院という性質を考えると、他科において高度医療を受ける患者さんへの心の支援は、ニーズが高いと考えられる。他科受診中の患者さんを外来で面接する機会は多かったが、他科の治療チームと多職種が連携する心の支援のシステム作りは、今後の重要な課題と考える。

8. 対人支援の近代化

　医療の話が出てきたのでここで、対人支援の全体像について少々述べたいと思う。困っている他者を助ける専門的行為は、古来よりさまざまなものがあったであろう。専門的な対人サービスの最も古い形は、医療といってよいであろう。そして医療の成立とともに倫理的定めもうたわれるようになった。古代ギリシャ時代の**ヒポクラテスの誓い**が有名である。これは逆の視点でみると、専門的な対人サービスが、常に倫理的逸脱をする危険性を有して

いることを示している。

　このような専門的な対人サービスの担い手としては、医師と教師、法律家が典型的と考えられる。医師の中でも精神疾患を扱う精神科医によるサービスが近代的なものへと変容したのは、諸説あるとは思うが、私はピネルによる精神障害者の収容施設での人道的処遇への改革であったと思う。それは人道的処遇という倫理性を有するという意味のみならず、つながれていた鎖から開放したら患者さんはどうなるかという**見立て**を個別に行ったということ、そしてその後の経過を追って見立てが正しかったかどうかをフィードバックして検証する姿勢を持ったという意味で歴史的意義を有する。

　対人支援の**近代化**（科学性の確保）において、①倫理性の確保、②見立ての重視、③自己決定の尊重、④外部から何らかの概念を用いたかかわりの記述が可能、⑤その記述に基づき再現が可能、⑥その再現により何らかの効果が示される、⑦これらが広く一般に説明可能（アカウンタビリティ）、⑧他の科学分野との大きな矛盾が生じない、それが重要と私は考える。前章のシステムの科学性において、①、④〜⑧がすでに示されているが、それに②見立ての重視と③自己決定の尊重が加わっている。見立ての重要性には歴史的観点からもふれたが、その見立てを専門家のみが行う時代から、クライエントと専門家が協働で行い、本人の自己決定のプロセスへの支援が徹底される時代になったということである。

　対人支援の歴史をみると、何をやったか、すなわち**かかわり方**が重視され、見立ては重視されない傾向が生じやすいことがわかる。かかわり方のみが追求されると、スキルや介入の技術のみが重んじられるようになりかねない。多くの専門家が質の高いスキルを身につけたいと望む。しかしこの姿勢のみでは、誰に対しても同じかかわり方をやみくもに行うといった状況を招きかねない。少したとえが非科学的な話で申し訳ないが、手のひらを他者の顔の前にかざしその人を幸せにするという「手かざし」のかかわり方が、ある人にたまたま有効であったとしよう。その経験が続くと、そのかかわり方を他の誰に対しても行おうという気持ちに実施者はなりやすい。しかしそれではまずい。かかわり方をやみくもに広げる前に、誰に対してどのように効くのかとか誰に対してはあまり効果がないといった見立てについてよく考えることが重要である。見立てを重視すると、できないことをできないと言え

るようになる。たとえば「手かざし」で気持ちを楽にすることはできても、病気を治すことはできないと正確に言えるようになる。かかわり方を批判的に検討できる姿勢が重要であり、それこそが対人支援に科学性を持たせる基本姿勢といえよう。

　福祉の世界においてもある時代まではかかわり方が最重視され突き進んだ時代があったが、米国においてリッチモンドによって、対象者を社会と心理の両面から洞察し（見立て）、どのような援助が必要かを見極める仕組みが示された[5]。リッチモンドによって見立ての重要性が示されたと言えよう。福祉サービスも見立てを洗練させる中で近代化が進められたと言ってよいであろう。

　心理的支援が近代化したのは、やはりフロイトの功績が大きいと思う。彼の精神分析の考え方は、倫理性や見立ての重視、再現可能性、情報公開という基準をクリアしている。もちろん量で測定しその結果からエビデンスを得るといった狭義の科学の基準は満たしていない。しかし広義での科学性は有すると考えてよいと思う。

　ただし、広義の意味での科学性を有するためには、他の科学との大きな矛盾がないことと、ある程度量的アプローチで表現されることが重要である。**量と質**の軸におけるある種の緊張感が科学性を得る中で求められる。精神分析の考え方は、たしかに量的把握とはなじまない部分が多いが、量的把握を深く考察する際に有効な場合も多い。たとえば、あるクライエントｉさんが面接の中で「不安のレベルを最小が１で最大を10と数字で表すと、今は７くらいです」と語ったとする。この７という数字は、不安が最大の７割の状態にｉさんがいることを示している訳ではない。ｉさんはカウンセラーとの関係の中で、自分の不安状態を７くらいかなと表現したかったのである。そこには、カウンセラーの熱心さに応えたいという思いから、少しは効果があったことを伝えたい気持ちが反映されたのかもしれない。あまり低い数字を語ると、カウンセラーに失望され、怒られるのではという恐怖心をいだくこともあり得よう。また、あまりに早く状態がよくなってしまうと、このカウンセラーとお別れしなければならないという不安もあったかもしれない。７という数字の背景にあるさまざまな世界を精神分析や他のサイコセラピー理論は考えさせてくれる。数字で示される量と言葉にならない質の深い相互交

流の世界がそこにある。

　このように人の心理状態は非常に複雑であるが、カウンセリングにおいてはその内的世界を把握する方法として、やはり言語を使っての対話が行われ、そして共感のプロセスと相互作用への気づきが大切にされる。そしてクライエントは、一番相談したいこと、すなわち主訴を絞り込み明確にする作業が面接の中で求められる。一番相談したいことは何かを考えるプロセスは、悩みに順序があてがわれるプロセスと考えることもできよう。そして、その順序は1番2番と数字をあてはめれば数の世界につながっている。ここでも、質的世界と量的世界は相互に影響し合いながら、支援が展開している。

　このように多彩な学問を通して心の支援のあり方は発展してきたのであるが、このような対人支援の包括的なあり方を、**対人支援のグランドデザイン**として整理することができないであろうか。近代的対人支援または科学的対人支援と言ってもよいであろう。

　ここでいう科学的対人支援は、対象者にとって**マルチサイエンス**として、すなわち細分化された科学ではなく、包括的な科学的立場に立っている必要がある。その科学的立場は、ひとことでいうならば、「**生物-精神-社会モデル**」に基づいているといえよう。このモデルはさまざまな分野で用いられているが、マルチサイエンスという観点から、対人支援の代表的学問である医学、心理学、福祉学との関係で説明したい。

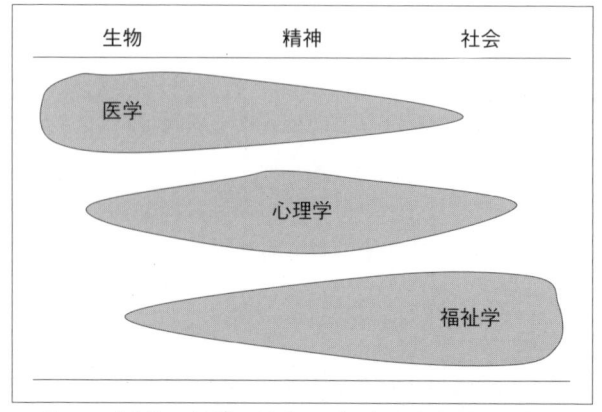

図11　「生物-精神-社会モデル」と各学問との関係

図11 に示すように、医学、心理学、福祉学ともに、「生物－精神－社会モデル」を重視しているが、その力点の置き方が異なっている。医学は、身体医学を背景とし精神医学も生物学的視点を伝統的に重視しているが、近年では EBM の影響もあり生物学的視点により重きが置かれる傾向にあることはすでにふれた。心理学は、精神（心）を科学的に把握し理解するための学問であるが、生理心理学といった生物学的な心理学から、社会心理学といった社会環境の影響を重視する分野まで幅広い。福祉学は、社会環境の影響や社会のあり方自体を中心に探究しているが、対人支援サービスとしては、心理学や医学的（生物学的）観点も大切にしている。

　各学問が基盤とする心の支援の代表的なものを挙げるならば、医学は薬物治療と精神療法、心理学は心理査定と心理療法、福祉学はソーシャルワークや生活支援となる。また、医学の精神療法と心理学の心理療法が、サイコセラピーとほぼ同じ内容を意味する。また相談というと、医学的相談、心理学的相談、福祉学的相談という風に、各学問に基いた相談が成立する。

　ここでは医学、心理学、福祉学を挙げたが、心の支援に関連する学問には、看護学や教育学、法律学など、さまざまな学問が関連することはもちろんである。ここでは、「生物－精神－社会モデル」を念頭におき学問間の関連を論じたため、医学、心理学、福祉学に絞ったのである。

　ところでよく言われることだが、サイコセラピーであれ相談であれ、ベテランになるほどそのかかわりが、医師、心理士、福祉士関係なく似通ってくるという。これは、経験を重ねるにつれて、各学問分野の立場にとどまらず、他分野のよさを熟知し、「生物－精神－社会モデル」の中で見立てを行い、さまざまなかかわりに目を配るシステム感覚を身につけ支援することができるからであろう。

　ちなみに見立てとは、医学でいえば診断と言ってもよいが、「現状を過去からのストーリーの中で理解し、未来を予測した上で、どのような支援が必要か仮説をたて、経過を予測や仮説を用いて評価すること」と定義できよう。この手続きが科学的であることが重要であるし、「生物－精神－社会モデル」に基くこと、すなわちマルチサイエンスであることが科学的対人支援には求められる。

9. 大学教員としての活動

　大学病院の心理士から、**D大学**の心理学を教える教員として私は2001年より赴任することになった。そして、臨床心理士養成の指定大学院では修士課程の大学院生の教育、学部4年間では心理学科の学生の教育にあたることになった。D大学の心理学教育は、基礎系と臨床系をバランスよく行っているところに特徴がある。

　学部学生に対しては教員として心理学教育を行うわけだが、当然学生から心理的悩みを打ち明けられることも多かった。友人や恋人の心の病や家族との葛藤が語られることもあった。私はそのような彼らの悩みを聴きながら、カウンセラーとしてではなく教員としてどう支援するかということを、日々考えさせられることとなった。

　カウンセラーとして彼らの悩みに対応するためには、すでに述べたとおり、**相談構造**を整えたところで対応する必要がある。教員としては、授業やゼミ指導のために日々走り回っているのが実情であり、定期的な時間を確保し相談に応じることは到底不可能であった。そのような中で責任を持って心理的カウンセリングとして相談に応じることができなかった。

　私は教員として、先人の英知を学生とともに学びあうという姿勢を大切にしたいと思った。よってゼミでは、教員が教え学生が学ぶという関係から、ともにわいわいと学びあう関係を大事にしたいと思った。そこでゼミの飲み会も開いたりすると、少しずつ彼らは距離を縮めさまざまな悩みを私に語り、時に私に意見を求めてきた。

　飲み会の場での相談に対して、私は「専門のカウンセラーとしては応えることはできないが、一教員または人生の先輩である酔っ払いとして語ることができるがどうするか」、と彼らに判断を求め、それでもよいという学生に（ほとんどがそれでよいと言った）酔いにまかせて語った。

　そんな感じで数年間過ごしていた。実はある大学での学生相談の非常勤カウンセラーを一時期勤めていたこともあり、D大学での心の支援についてシステム作りを私は何としても行いたかった。しかし、私の大学では当時、心理学科の教員が兼任して学生相談室のカウンセラーをしてほしいという要請

はあったが、心理士の専任のカウンセラーを採用するという動きにはなっていなかった（その後大学全体では専任が採用となった）。私は教員として学生に密着している立場からしても、また講義では学生の成績評価を公平に行う立場からしても、学生相談室のカウンセラーを兼任することはできないと考え、兼任の要請を断り続けていた。学生相談室で知りえたことの守秘と情報共有のデリケートな問題（**守秘と共有**）が生じるのが目にみえていたからである。

　そんな中、ある女子学生ｊさんがある日ぽつんと私の研究室の前に立っており、廊下を走っている私をみつけて、「ちょっと相談したいことが」と語った。色白でまじめな学生で、前の年に私の演習を選択しており、相談することがあるかもしれません、ということを語っていたので、物憂げな雰囲気とともに少し気になっていた学生であった。しかし年度が変わり、別な先生のゼミをとったとのことで、その先生に相談しているようだという話は伝わってきていた。

　そんなこともあって、またその時は忙しかったので、「また次の機会でよい？」といって対応しなかった。その時の少し硬いさみしげなｊさんの表情が気になった。それから数日たった。ゼミ担当の先生から「ｊさんが突然亡くなったと家族から連絡があった」と聞いた。死因は明かさずということなので詳細は不明のままとなった。お葬式への参列も家族の意向でかなわなかった。私はあの時、ｊさんの相談の申し出を断ったことを強く後悔した。もちろん、その時に相談にのっていてもｊさんの死は防げなかったことなのかもしれない。そもそも精神的なことが理由ではない突然死なのかもしれない。しかし、何かできたのかもしれない。20歳そこそこの女性を闇の手がさらっていってしまった。

　そして私は次の年から、学生相談室でのカウンセラー兼任を不定期ながら引き受けることにした。週に２枠のみであるが、D大学の学生への心の支援について少しでも動かなくてはという思いからであった。しかし、この私の動きはシステム作りという観点からすると、あまり好ましくはなかった。１つは相談構造に関してである。カウンセラーであり教員という二重構造を学生に示すことなり、倫理的に問題を有していた。もう１つは、カウンセラーとして教員が動くことで、常勤のカウンセラーはいなくてもやれるのではと

いうメッセージを大学経営陣に伝えることになりかねないからである。私はそれらのことがとても気になった。しかし、とにかく今の学生相談室の実情をみてそこからシステムをどう作るか考えることが、jさんの死に対する私の態度表明であると考えた。

学生相談室に訪れる学生たちと話をして、対人関係に非常に慎重になり距離をおいている感じが印象的であった。大学で単位をどうとるかなどルールや規則に対しては関心が高いが、教員の実像や同世代の学生の内面への興味はあまり示さない学生が目立った。というより、どのように興味を持てばよいかがわからないという感じであった。対人関係という表現では彼らにはピンとこない気もしてきた。人と人とのかかわり合いすなわち、関係という言葉がしっくりこないのである。むしろ春日[2]が提案するように、**対人刺激**の質という表現の方が、彼らの体験世界に近づきやすい感じがすることもあった。

対人刺激がわくわくするものでない生活を学生たちが送っていると、生活自体が単調となり、その結果として睡眠覚醒のメリハリがなくなり昼夜逆転するというパターンが目立つことになる。それでも学生相談に来談している学生はまだよいのではという気がした。というのも、教員としてゼミなどを指導していると、欠席の続く学生や出席してもほとんど発言しない覇気のない学生に会うことが多くなる。学生相談までたどり着けない学生の存在が教員としてよく見えてきた。そして、学生相談室に来談しない、そもそも大学に来ない学生へもアプローチするシステム作りの必要性を改めて痛感することになる。

しかし私は、学生相談室が本来行うべき、大学における心の支援システム作りにまで手が回らない状況である。それは、私は教員として学生に教育する立場ではあったが、心理学的支援をする立場にはなかったからである。個別相談のみを行う学生相談室のあり方をみて、システム作りを何とかしてできないものかとじりじりした日々が続いた。

10. 教育学的支援と心理学的支援の違い

　私が大学で格闘していることは、まさに対人サービスにおける、**教育学的支援**と**心理学的支援**との類似と相違をめぐるものであるような気がする。教育学的支援では、達成課題は何かという外的基準が明示され、その外的基準に向けての成長促進が目指される。一方心理学的支援では、内的体験の世界を重んじその共有と見立てを進め、その先に現実世界（そこに達成課題も含まれる）との折り合いについて話し合われる。

　たとえば、ゼミに遅れてきた学生への対応1つをとっても、教育学的支援では、遅れてくることはいけないことであるという考えを教え込むことが求められる。「遅れたらダメじゃないか」と叱ることもあるだろうし、「遅れたら社会でやっていけない」ことを説明することもあるだろう。一方心理学的支援においては、遅れてきたことの心理学的（場合によっては生物学的）要因を見立てた上で、かかわり方を考える。大学への動機の問題なのかもしれないし、ゼミの人間関係上でのストレスがあるかもしれないし、経済的問題で深夜のアルバイトをせざるを得ないのかもしれないし、うつ病で不眠の症状が出ているのかもしれない。

　私は、相談室であれば徹底して後者の心理学的支援を行おうと思うのだが、大学の教員としては、学生達にある一定水準の事柄を教えなければならない。当然教育学的支援となってしまう。時間的な余裕があれば、学生と昼食でも食べながら談笑し、夕方から研究室で毎晩宴会をすることもできるのであろうが、そのような時間的余裕が全くない。私も学生の時にそうだったが、教える姿以外の教員の人間的側面にふれ、趣味や考えていることなどを合宿で一緒に語ったりとか、そんな時間を過ごすことが、学生にとっては一番よい学びになったように思う。学生に教えるだけでは大学人とは言えないと思う。学生とともに学び合うこと、学問を前にして語り合い、時に遊ぶこと、それが真の大学人ではないかと思っている。

　忙しくてそれができない私の余裕のなさを嘆いていたところ、どうも最近は学生も忙しくしていて余裕がないことに気づいた。学生の忙しさは、大学での授業数の多さもあるが、ネットでの情報収集、メールでのやりとり、彼

（彼女）とべったりいつも一緒にいる、アルバイトなどなどである。学生によっては、暇であることに不安で耐えられず予定を入れまくっているのではと感じられる場合もあった。

そのような学生もいれば、学力的に授業についていけないことが多く、何をやればよいか途方にくれている受身の学生もいる。そのような学生に対して、個別指導で丁寧に教えることが教員に求められている。3、4名の学生を集めての集団指導でも満足せず、1対1の個別指導を求める学生がとても多い。一方で教員の態度には敏感で、教員が嫌がっているなと感じるとスッと距離を置いて個別指導を求めなくなる。

昔であれば、ゼミでの先輩が後輩に伝えていたこと、同級のお世話役の学生が教えていたこと、教員が学んでいる姿をみて学び取っていたこと、それらを今では全部、教員から個別指導で教えてもらうというスタイルになっているのではないか？　**個人と集団**という軸でみると、これは個人支援の集まりとしての集団支援であり、集団内の相互作用が生じにくくなっている。

ITの中で育ったこともその傾向に拍車をかけているようである。メールでは1対1の関係が中心である。相手を傷つけないように何度もメールの文章をチェックしたり、返信をなるべく早くしなければと焦ったり。インターネットも何億というウェブページがあっても、基本的にはPCの画面と私との1対1の関係である。

集団の中で面と向かって話し合うといったことが、苦手な学生が増えてきている印象もある。数名の学生と雑談をしようとしても、その中のひとりに用件の伝達が中心となってしまうと、他の人はスーッといなくなってしまうことがよくあった。他の学生にも聞いてもらった方が良いから私は集団の場でその学生に話したのにもかかわらずである。後で問うてみると、いなくなった学生は「自分がいては悪いかなと思った」と考えていたとのことである。

ところでD大学の心理学科では現在、学生を常に個別支援という訳にはいかないが、なるべく少人数のゼミ形式で支援するため、1学年「2ゼミ制」の教育システムを敷いている。そのシステム図を**図12**に示した。

この図において、上のラインが文献を読み議論する形の「**文献ワーク型**」の少人数授業であり、下のラインが実際に手足を動かしてデータを集め分析を行なう「**研究ワーク型**」の少人数授業である。またこれらの授業以外に、

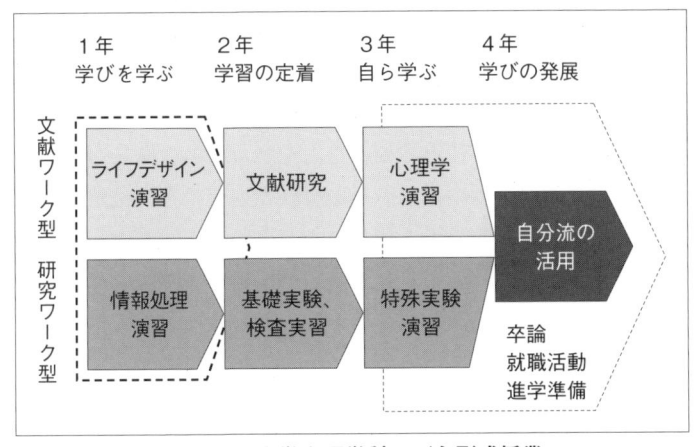

図12　D大学心理学科のゼミ形式授業

心理学の多彩な分野の講義を選択することになる。1年時に実施するライフデザイン演習は、「学び方を学ぶ」ことを目標とし大学生活の導入教育に類する位置づけである。大学生活の過ごし方の基本的事項や必要な事柄を調べて発表するスタイルの習得が目的となる。2年時の基礎文献研究で、小人数のゼミで心理学に関する文献を読み込むことになる。大学3年生の特殊実験演習で、自分の取り組みたい課題を見つけ、その研究活動を行う。このように教育はその達成目標を念頭におきつつシステマティックに構成することができる。

　この2ゼミ制は心理学教育においてシステマティックに設計されていると思うが、きめ細かな指導が必要となるD大学の学生にはふさわしいものと考えている。これらの少人数の授業はすべて必修のため、これらの授業で単位がとれない場合、何らかの問題があることが早めに把握され対応が行われる。しかし、事情が複雑な学生も多く、早めの把握はされても充分なサポートが難しく、休学や退学となる学生もいる。また少人数指導によってある程度きめ細かな指導が可能となるが、どうしても教員と学生との関係が型どおりのものとなり、学生たちの横のネットワークやその中での主体的活動、また学年を越えた交流といった、**大学コミュニティ**の形成はなかなか進まない現状がある。

　学年間の交流を促すため、3年生と4年生の合同ゼミを行うことにした。

初めは慣れない感じもあったが、少しずつ発言も出るようになった。特に4年生は、後輩の前で恥をかきたくないということで、最終学年になる1年でぐっとしっかりとした大人になる感じがする。4年生はほぼ同世代の後輩の態度やゼミの課題への取り組みの姿勢などを自分たちで話し合い、それを教員と共有することもできつつある。近い世代だからこその後輩に対する彼らの観察眼には、私自身いろいろと学ぶべきことも多かった。2年生と3年生、そして学部学生と大学院生と、世代を越えた交流をどう行っていくかが、大学コミュニティを作るための私のささやかな取り組みである。

11. 産業領域での活動

　私がE社のメンタルヘルスサービスにかかわるようになったのは2000年からであった。すでに1名の精神科医がメンタルヘルス相談を担当していたが、私は心理士として週半日であるが相談を担当する役割を担うことになった。そして、個別相談を担当しつつメンタルヘルスシステムをどう作るかについても、その精神科医の先生と話し合いながら取り組むこととなった。

　私がかかわり始めた頃、メンタルヘルスの問題への社内での対応は、心身の調子を崩すのは精神的な弱さがあるからだ、医療の問題でありよくわからない、状態が悪くなったら会社を休んで完全に治してから復帰すればよい、という雰囲気だったと思う。産業医の先生は内科的疾患への対応に追われ、メンタルヘルスの問題への対応に苦労していた。

　またこの会社のメンタルヘルスサービスの特徴として、メンタルヘルス相談がこの会社の健康保険組合が運営する**E健康管理センター**に属している点を挙げる必要がある。私は健康管理センターに所属するカウンセラーとして、会社のスタッフとどう連携していくかに苦労することになる。なぜならば、健康管理センターは、組織的には会社とは別組織となるからである。会社内の相談ニーズがあっても、そこにどのようなスタンスで臨めばよいか、難しい局面も少しずつ出てきた。システムとしては**図13**のような構造となっている。

　E社の人事部門にはしばらくして保健師が配置された。また精神保健担当

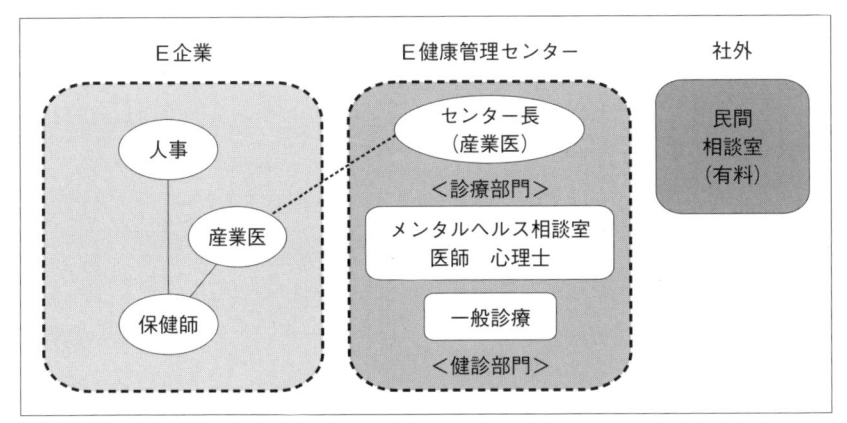

図13 会社と健康管理センター

の非常勤の産業医も配置されることになった。保健師は産業保健スタッフということでは産業医の管理下に入る一方で、人事部門のライン下に置かれるという二重構造となっている。ここをどのようにうまく運用するかが難しいところである。また会社の産業医のうち一部は、健康管理センターの管理職も兼ねているという状況もあった。こちらも二重構造となっている。これらの二重構造は、情報の**守秘と共有**というデリケートなテーマとも関係することとなった。

　メンタルヘルス相談室の利用者は、社内相談か保健管理センターの相談かは関係なく、会社と同じビル内の身近にある相談室ということで来談する場合が多い。健康保健組合が契約する社外の民間相談室も存在するが、この相談室は5回まで無料でその後有料となる。場所も会社から離れたところにある。個別相談のことだけを考えれば、健康管理センターと社外にそれぞれ相談する場所があるというのは、社員にとって有益であろう。理想を言うならば、E健康管理センターとは別に会社内の人事部門に、産業医の管理下に入る形で心理士のいる個別相談室があるとより好ましいと考える。

　図13にあるように、メンタルヘルス相談室は、健康管理センター所属でしかも診療部門に位置づけられている。もちろん身体科の診療部門とは少し位置づけは異なっているのだが、そのような会社外組織での心理士という立場では、会社内でのメンタルヘルスサービスシステムを作る上で動きにくい。特に、会社内でのコンサルテーションや心理教育といったプログラム作

りは、会社の人事部門が中心に行う必要がある。私のこの部分における役割は、人事担当者への助言に限定せざるを得ない現状にあったが、人事の方々は、この会社に合った仕組みを作ろうと、コンサルテーションのための人事関係の職員の育成や配置など、さまざまなシステム上の工夫を行っていた。

　システムの話が中心となったが、はたして現在のE社でのメンタルヘルス上の課題はどのようなものなのだろうか？　この会社は業種上、何かを作って販売するという製造系とは異なり、ものが売れるために作戦を考えどう情報を世の中に広げればよいかといった提案を行うコンテンツ提供の業態であった。そのため営業職も営業を後方支援する部署も、得意先からの要望にスピード感を持ってしかもクオリティの高い反応をする必要があった。しかも1人の営業が○○億円の取引を取ってくるという規模の大きい部署もあり、激しい営業活動が展開されていた。そのため、深夜や休日も関係ない営業やその営業を支援する部門の過重労働が以前にも問題となり、それらを適正なものとするための社内の改革も行われていた。

　ここ最近は、ITの高度化により仕事の密度が激しさを増している。お得意先から明朝までにこの資料をそろえてほしいと、夜中12時ごろにメールが届き、そこから明け方まで資料作成をし、2～3時間睡眠で朝の会議に出席するということも以前は行われていた。また、仕事の内容もITの影響もあり個別化・高度化したため、上司が部下の仕事内容を完全に把握できず、チームで共有しながら分担して仕事を進めることが難しくなっていた。結局抜群に仕事ができる優秀な30代、40代前半の中堅社員に仕事が集中し、その結果働き盛りの社員が燃え尽きるという事態も生じていた。また彼らをささえるべきライン（上司）自身も、自分の担当する仕事を限界まで抱えながら一方で部下のマネージメントを行う、いわゆる**プレイングマネジャー**（野球で言えば、選手兼監督）となっており、余裕を持って部下の話を聞いたり飲みに連れて行って語り合うという機会が明らかに減っていた。そして切れ味のある仕事のできる上司の疲弊が目立っていた。

　上司や中堅の疲弊は、若手社員の**パーソナルネットワーク**形成にもマイナスの影響を及ぼしていた。IT社会で育った若手はメールで情報を伝えたりする力には長けているが、面と向かって自分の気持ちを強く主張することを遠慮する。同質性の強い集団での関係は深いが、年齢や立場など異質性の高

い集団で人とつながっていくことが苦手なようである。上司や先輩のサポートがなければ、職場での若手社員の孤立化も起きやすい状況にあると感じる。

　このような状況の中、上司、中堅、若手による**職場コミュニティ**の力が低下している。また契約社員や派遣社員の問題もからみ、社員の心を豊かにするために本来発揮されるべき職場コミュニティが縮小している。職場コミュニティの再生は、E社にとって社員を守り利潤を追求するためにも最優先の課題となってきている。その再生に連動し貢献するようなメンタルヘルスサービスシステムのあり方の検討が重要となっている。

　職場コミュニティを考えるとき、心の支援の中でもセイフティネットとでも言うべき、メンタルヘルス上の問題で休業した社員が会社に復帰する仕組みにおいて、システム上のさまざまな問題が明らかとなった。まず休業期間中のサポートがほとんどなされない状況があった。そして、完全に病気を治して復帰することが社員に求められた。そこには、復帰したらまわりに迷惑をかけずバリバリと働くようにという職場コミュニティの価値基準があった。しかし、それではいつまでたっても復帰できなかった。復帰しても全力で働き無理をして、短期間で再び休職にいたる社員も目立った。

　そこで休業期間中のサポートも、メンタルヘルス相談室に来談する社員に対しては、継続して行うようにした。また休職している社員の上司と産業保健スタッフが連携して、本人の状態の情報共有と今後の支援方針について話し合うようになった。また、復帰後の職場コミュニティのあり方について、本人の状態も勘案し、上司が産業医と面談し話し合うこと（コンサルテーション）もあった。人事部の健康管理担当者は、E会社の職場コミュニティの特徴について精通していた。職場コミュニティへの働きかけにあたっては、これらの健康管理担当者の動きも非常に貴重なものとなっている。

　E社の心の支援システム作りにおいて、健康管理センターを有しているのは非常に有利な環境と言える。システム作りの中で、**個と集団、病と健康、身体と精神**という軸において、それぞれ診療と健診、診療と保健指導、身体科診療と精神科診療というサービスをそろえることが可能となるからである（図13）。一方、保健管理センターという会社と別組織が職場コミュニティに深く入り込んでシステム作りをすることは難しい。この点においては、人

事の健康管理を担当する部門が動くことが好ましい。しかし人事のこの部門は、人事の部長の指揮下にある。すなわち会社の方針によって健康管理のための活動が充分に行われない危険性を常にはらんでいる。その危険性を防ぐために、産業医が産業保健スタッフを束ねる立場で、時には会社に対して**労働安全衛生法**を背景にして指導を行うことが重要となる。

　このようにE会社における心の支援システムは、プログラム1つ1つは非常に充実しているが、それらを有機的に連動させてシステムとして動かす点でより検討が必要な段階である。上司むけの心理教育も少しずつ始まっている。会社コミュニティの再生に向けて、包括的なプログラムを展開する必要がある。

12. 経済活動とメンタルヘルス

　職場におけるメンタルヘルスサービスにかかわると、なおさら経済的観点から心の支援について考えさせられることが多い。サービスシステムを作るには、当然コストが発生する。はたして会社はメンタルヘルスサービスをどこまで担うべきなのであろうか？　会社の場合、最大のメンタルヘルスサービスは営業利益が上がることであるという話もある。実際中小企業で経営に余裕がないところでは、メンタルヘルスサービスシステム自体の導入に難色を示しているところも多い。

　私の知り合いのある中小企業の人事担当の方は、社内で事例が発生し対応に困るたびに私に電話してこられる。昔大変お世話になった方でもあり、私も一緒によい手がないかうんうん悩むという感じである。プライバシーの問題もあるので詳しい話は聴けず、一般的なアドバイスにとどまるのだが、「うつ病の人にはがんばれと言ってはだめなのか？」とか「診断書にうつ病と書いてあるが、どうも普段は元気なのだが」「今通っている病院の先生とは合わないらしく、転院したいといっているのだがよい病院を紹介してほしい」などである。

　とても熱心で社員思いの方なので、私としてはできる限りの協力は惜しまないのだが、やはり産業医などの産業保健スタッフが社内にいて、具体的な

情報をチーム内守秘の中で共有し、人事の方へコンサルテーションを行い、必要に応じて産業医が本人と面接をし、その結果を元に社内での対応への指導を行うという形が望ましいと思う。

　私は、会社こそが今後、メンタルヘルスサービスシステムを日本に定着させるための鍵になるのではと考えている。職場での心の支援システムは、働く社員のみでなく、その社員の家庭にいる子どもたちや介護が必要な高齢者などもそのサービスの対象に含むこともありえる。会社でのシステムが、社外の心の支援システムとも連動する可能性を考えたい。

　ワークライフバランスという言葉もある。職場コミュニティのみでなく、**地域**コミュニティや子どもの通う**学校**コミュニティなど、さまざまなコミュニティに対して、働いている人の関与や参加の重要性が指摘され始めている。働く世代が、さまざまなコミュニティに参加し、それを会社が社会貢献かつ社会的責任として支援することができれば、コミュニティの活性化にとって好ましいこととも思う。会社の社会貢献には、社員のさまざまなコミュニティへの参加の推奨ということもあると考える。

　社員の中には、自分自身の心身の不調を訴える中で、親の病や介護についての悩みを語る方もいる。上司とうまくいかない中で残業をし、うつ病の親の世話を限界ぎりぎりまでがんばった結果、疲弊し調子が悪化した男性社員もいる。以前から実の父母の仲が悪く、調整役をやっていて疲れ気味であったが、自分自身の心身の不調を期に少し実家から距離をおいたところ、「助けて」という母からの強烈な電話が連日かかってきてしまい、ますます追い詰められた女性社員もいた。親が属するコミュニティにおける心の支援を考えるならば、実の子どもは重要な社会資源となる。しかし、子どもたちもまた会社での役割をこなすことで精一杯の状況となっている。親の世代がコミュニティからの心の支援を適切に受けられるようになるために、子ども世代をどう支援するかも重要となろう。

　このように職場における心の支援システム作りは、さまざまな意味で重要である。しかし、会社としては必ず経済的な評価も求めてくる。よってコスト意識を持ったメンタルヘルスサービスシステムのあり方についても充分検討する必要がある。A予備校においても、すいぶんと長い間、サービスに費やす費用をめぐって厳しい議論が行われた。サービス運営のために費やし

た費用とそのサービスの効果を比較して評価を行う、費用対効果分析もメンタルヘルスサービスにおいて求められる時代になったと言えよう。このあたりの科学的分析については、次章の評価のところで少しふれたいと思う。

13. 心の支援システムの 11 の軸

さて、心の支援システムを展開する上での実践姿勢や立場について、第Ⅰ章の**図7**で挙げた6つの軸に加え、第Ⅰ章の末尾で示した「**科学－非科学**」、そしてこの第Ⅱ章で挙げた4つの軸を加え、合計11の軸を**図14**に示した。眺めていただくと気づくとおり、どの軸もメンタルヘルスサービスを実践していく上で常に考えておくべき課題でもある。これらの軸での細分化から包括化までの柔軟な視点移動が、心の支援システムを構築しそのシステムを充実させる上で重要な作業となるであろう。

対人サービスの基盤となる学問である医学、心理学、福祉学のそれぞれにおいて、これらの11の軸についてさまざまな議論がされていると思う。たとえば、医学の実践（すなわち医療）における**守秘と共有**については、**守秘**

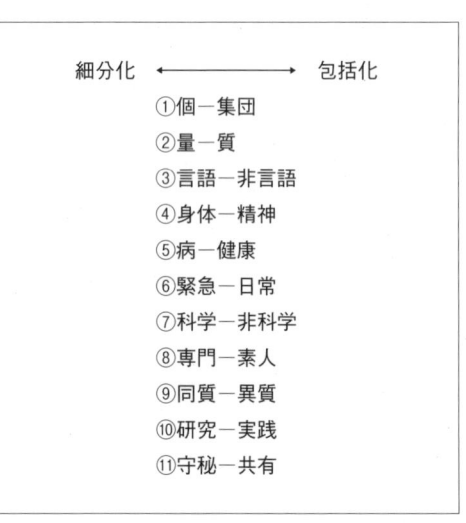

```
       細分化 ←―――――→ 包括化
          ①個―集団
          ②量―質
          ③言語―非言語
          ④身体―精神
          ⑤病―健康
          ⑥緊急―日常
          ⑦科学―非科学
          ⑧専門―素人
          ⑨同質―異質
          ⑩研究―実践
          ⑪守秘―共有
```

図14　心の支援サービスの 11 の軸

義務について刑法において厳しく規定されるなど、倫理的ルールを定めている一方で、チーム医療ということで**チーム内守秘**を厳密に守ることで情報の共有を可能にしている。福祉学の実践においても、守秘義務は重視されている一方で、チーム内守秘については、地域で異なる組織間での情報共有をどうするかなど試行錯誤が続いている。心理学の実践学である臨床心理学においては、かなり厳密な守秘義務を心理療法において課しているのが伝統的考えであったが、地域臨床などさまざまな活動が展開される中で、チーム内守秘の考え方が用いられるようになってきている。

　これら11軸の実践姿勢を押さえつつ、心の支援システムをどう構築していくかについて議論を進めたいと思う。

文　献
1) 窪田由紀, 向笠章子, 林　幹男, 浦田英範：学校コミュニティへの緊急支援の手引き.（福岡県臨床心理士会 編）金剛出版, 2005
2) 春日　喬：刺激の質と生体反応. ブレーン出版, 2000
3) 熊倉伸宏：臨床人間学―インフォームド・コンセントと精神障害. 新興医学出版社, 1994
4) 黒沢幸子：スクールカウンセリング活動の5本柱. 村山正治編：臨床心理士によるスクールカウンセラー, 現代のエスプリ別冊. 89-99, 至文堂, 2000
5) 三島亜紀子：社会福祉の〈科学性〉. 勁草書房, 2007
6) 佐々木雄司：生活の場での実践メンタルヘルス. 保健同人社, 2002

第Ⅲ章 コミュニティの発見

1. コミュニティの発見

　学生時代、生物学の学者になろうと思っていた私は、大学入学後の勉学と同級生との都内散策＆映画＆飲み会中心の大学生活にちょっと満足できず、大学２年になったのを期にボランティアをやろうと考え、あるサークルに入った。そのサークルの名前はボランタスといったが、困っている障害者を助けるという私のボランティアのイメージとは異なり、ある知的障害者の通所施設に定期的にかかわりその活動全体を支援するというものであった。その施設は**作業所**といわれるもので、地域に住む知的障害者が通ってきて軽作業を行い、少額の賃金を得ることをささえる活動が行われていた。

　そのＦ作業所に通ってくる人（所員）と、土曜日に一緒に楽しく過ごす会（「みんなの会」と呼んでいた）を企画するというのが、ボランタスの活動の中心であった。この活動の中で私たちは、彼らと一緒にやっていくことが可能なのか？　とか、ボランティアとははたして何か？　とか、コミュニティとは何か？　など多くのことを考えざるを得なかった。そして多くは学生時代に明確な答えは出なかった。

　私はこのボランティア体験を通して特に、ニーズのある人に**素人**としてかかわることの意味を考えるようになった。Ｆ作業所には職員がいて、福祉学の専門性を生かして所員にかかわっていた。ボランティア仲間では、所員に

専門的知識を持たずにかかわっては彼らを傷つけたり悲しませたりするのではないかという意見もあれば、専門的知識がないと彼らにかかわれないというのはおかしい、普通にかかわればよいという意見もあった。まさに**素人性**と**専門性**をめぐる議論であった。

その中で、他の人たちがそうであるように、地域にいるさまざまな人たちとのかかわり合いの中で生活することが所員にとって大切なのに、それが障害のために制限されていることに気づくようになった。そしてコミュニティの中で普通に生活することを、**ノーマライゼイション**と言い、その考え方が重要であることを認識するようになった。土曜日の時間（みんなの会）は、地域で余暇を過ごす時間として、ノーマライゼイションの1つとして位置づけられるのであろう。余暇活動はもちろん作業所の通常のプログラムにもある。しかし、それは旅行会やスポーツ交流会といった職場の行事に近いものであろう。より自由度が高く仲間の間で「何かしようよ」といった日常生活の中で普通に行われる余暇の時間が、このみんなの会の意義なのだと考えるようになった。

このような余暇活動は、たぶん素人でないと担えないのだろうと思う。この素人は、とてもいいことをやったな、というやや傲慢な意識に瞬間的に泳がされたり、逆に何もできていないという無力感にさいなまれたり、答えのない中でゆれ動かざるを得ない。さまざまな気持ちを持ちながら、しかし所員たちと少しずつ仲良くなり、所員のためにやっているという意識から、所員と一緒に何か楽しいことをやろう、という気持ちになれたりなれなかったりであった。ボランティアはどうあるべきなのかという答えはいまだに見えないところもあるが、所員と学生とである種のコミュニティを作っていたなと感じている。

F作業所では、月1回廃品回収を行っていた。当時作業所は**社会福祉法人**になっておらず運営資金が不足していた。そこで少しでも資金を集めようということで、市内の協力してくれるお宅まで訪問し、新聞や雑誌、段ボールを、職員や地域のボランティア、学生ボランティア、所員、所員の親などが集まり、朝から夜まで費やして回収を行った。こちらの方にも私は参加した。お宅を訪問すると時々、「作業所に通っているkくんは近所に住んでいるのよ」「いつも元気にあいさつしてくれるのよね」といった市民の方々の

声を聞き、地域での k くんの姿が見えてきた。と同時に、k くんが地域でささえられ、また時として地域をささえていると実感するようになった。この体験を通して、私は彼らが通う F 作業所が住み慣れた近所に存在することの大切さに気づくようになった。私のコミュニティへの関心はここから始まった。

2. コミュニティ感覚

その後精神保健を研究する大学院に進学し、研究のため保健所にかかわるようになった。**保健所**（今は「保健センター」という場合もあるが）の活動を見学しようということで、健診や栄養教室など精神保健以外のさまざまな場に顔を出し保健師さんたちには大変お世話になった。その中で母親教室（出産を控えている妊婦のための教育プログラム）に見学参加した。その中で突然気付いた。自分の母親もこうやって保健所の活動に参加したのだろうなと。つまり自分もコミュニティやその中のプログラムの中で育てられたのだと。あまりにも当たり前のことなのだが。

自分のことをふりかえると、思春期に入るあたりから、近所の目がとても疎ましくなり、また学校での友人関係をどうするかにエネルギーが集中し、近所のコミュニティについてほとんど意識しないようになった。その後受験をし、大学入学のために上京することになり、ますますコミュニティについて意識しなくなった。それから 5 年以上たって、実は自分はコミュニティの中で育ってきたのだと、当たり前のことに気づいた。

そうすると、中学校も高校も、大学も、そしてボランティアサークルも作業所も、みなコミュニティであり、その中で自分は多くの影響を受けまた影響を与えていることを、再発見した気分になった。作業所と保健所の活動を通して、私はコミュニティを肌で感じる感覚を意識し、コミュニティを再発見したのだと思う。このコミュニティを肌で感じる感覚こそが、心理学でいう**コミュニティ感覚**と言われるものであることは、その後知ることになる。

コミュニティ感覚には、「所属感やお互いが大切という感覚であり、お互いのかかわりの中で個々の思いがかなえられると信じ合える感覚」との定義

がある[8]。私の感じたコミュニティ感覚は、「自分を目に見えないところも含めてささえてくれている人とのつながりや社会の仕組みであり、そのつながりに守られているという一体感に近い雰囲気を感じるとともに、そのつながりに何らかの形で参加し恩返ししたいと思う感覚」といった感じであろうか。

メンタルヘルスサービスに参加するようになって、その感覚はコミュニティにおける仲間意識であり、ともに影響を及ぼし合っているという感覚でもあり、ひとりひとりの心の健康をささえる基盤となる感覚であると思うようになった。システム作りを進める上で土台となる感覚と言うこともできる。

ところでこのような感覚は、なかなか言葉では表現しにくい。そもそもコミュニティという言葉が英語由来（カタカナ）であるように、日本においてコミュニティという概念は言葉としてはイメージできても、より実感に近い言葉では表現しにくい内容なのであろう。あえて日本語で表現するならば、**地域**とか**仲間**、**寄り合い**となると思う。しかし、地域と言うと空間とか場という意味が強くなる。仲間や寄り合いという言葉では、人との関係性やつながりの意味が強くなり、少し物足りない。

このように、コミュニティ感覚自体が、言語で表現できる要素と、言葉にならない**非言語**的要素からなっていることがわかる。そもそも自分が生まれ育った地元ではコミュニティに気づかず、大学生になって遠い一地域でコミュニティ感覚を感じたということ自体、少し考えてみる価値があると思う。

私が故郷においてコミュニティを意識できなかった理由の１つは、あまりにも**それ**（コミュニティ）に対して**一体感**を持っていたからであろう。生まれた時からそこにある空気の存在に気づかないようなものである。また一体感を持つ一方で、それ（コミュニティ）に対して**世間**という表現を与え、せちがらさやわずらわしさも感じていたと思う。またそのようなわずらわしい世間を気にしながら生きている両親に対して、青年的な反感も感じたりしていた。そして私にとって大学入学のために故郷を出るということは、そのような狭い世間から離れ、より広い世界で自由にやっていくのだ、という気概を感じてのことでもあった。

そして私は、自由に動いていて結局、それ（コミュニティ）に再会することになる。知的障害者の導きを得て、それがコミュニティであること、コミュニティの中で生活することが実は簡単なことではないこと、コミュニティで

生活できるためにはさまざまな参加や協力が必要であることを肌で感じた。

　もう少しふみ込んで語るならば、私にとってのコミュニティ感覚とは、それがあることでコミュニティの中で安心して生活できるものであり、それがなくなることでそこで生活できなくなる厳しさも含むものであり、遠く故郷において知らない間に自分を育んでくれたなつかしい何かとの一体感といったものかもしれない。この感覚は、実は私は言葉でいくら語っても語りきれない気もする。そしてその言葉で語りきれない非言語的部分も含めたものをコミュニティ感覚と呼びたい。

　ところで、私が故郷で感じていた世間に対するわずらわしさも含め、コミュニティは何らかのストレスを属する人々に与えることがある。何らかの作業を強いられることや知られたくないことを知られること、1人でいたい時に声をかけられてわずらわしいなどいろいろとあろう。これらを**コミュニティストレス**と呼びたい。このコミュニティストレスをどう扱うかも、メンタルヘルスサービスを展開する上で重要となる。

　現代において求められるコミュニティ感覚には、個人の**自立**や**自己決定**が尊重されている感覚や、個人がコミュニティに信頼を寄せ何らかの主体的参加をしたいと思う感覚、そしてコミュニティとの一体感または何かを共有している感覚などが共存していることが重要である。まさに**個と集団**のバランスがとれた感覚である。そこでは**同質さ**への適度な関心と**異質さ**への共感が求められるように思う。コミュニティストレスを感じるのは個人である。このストレスとどう向き合い、コミュニティにどう参加するか、そしてそのストレスがコミュニティにおいてどう対処されていくかが重要な課題となろう。

3. 八丈島での経験

　コミュニティ感覚がメンタルヘルスサービスと結びつく体験を、私は大学院に入り八丈島で体験することになる。八丈島は人口1万人に満たない島である。海がきれいで八丈富士という美しい山もあり、ロベという切花に使う葉っぱの栽培や明日葉という野菜、八丈バターなど、名産品も多い。釣りや

スキューバダイビングのために訪れる観光客も多いと聞く。そのような穏やかで静かな町である。

しかし、このような町でも一定数の精神障害者がもちろん生活している。八丈島は実は歴史的に精神障害者がどの程度いるかを調査するいわゆる疫学調査が過去に数回行われており、統合失調症の人が約1％おりその他の精神障害者も島で生活していることが把握されていた。八丈島には町立病院があるがそこに精神科はないため、精神障害の人の具合が悪くなると、島での生活をあきらめ都内の精神病院に入院せざるを得なかった。そこで、1987年から月1回2日間、精神科医と精神保健スタッフが島を訪れ、町立病院で精神科外来を開設することになった[3]。これを**巡回診療**と呼んだが、大学院精神保健学教室の指導教官であった佐々木雄司先生の計らいがあって、私は精神保健スタッフとしてこの巡回診療に同行する機会を年数回与えられた。

八丈島へは、羽田空港から当時はYS11型機というプロペラ機で、約1時間であった。訪問診療は、月曜日のだいたい朝7時50分の飛行機で飛び立ち9時前に到着し、9時半あたりから外来に来ることができない人のお宅を訪問するという訪問診療を始める。その後精神科の外来診療が月曜日の午後と翌火曜日の午前中まで続き、午後にカンファレンスを行い、夕方の飛行機で東京に戻るという感じである。

惜しくも思い半ばにして亡くなられたが、統合失調症の方への治療の名人であられた宮内勝先生の診察場面に陪席する機会にも恵まれた。宮内先生の診察は無駄がなくスマートでかつ的確であった。あまりに診察が短すぎたので、「どうして生活のこととかもっと聴かれないのですか？」と質問したこともあった。宮内先生は愚問にもかかわらずにこにこっとされて、「あれ以外に必要なことってあるかな？」と逆に質問してこられた。しどろもどろに言う私に対して「よけいなことをしない方がよいのだよ」といったことをおっしゃられた。患者さんに対する深い愛情と深遠な判断に基いていることに気づけなかった自分を恥じた。それらの臨床の知の一部は、宮内先生の著書に記されている[9]。

八丈島では5名の精神科医の診療に陪席することができ、それぞれの先生の味のあるプロの技に感服するばかりであった。統合失調症の薬は当時、非定型抗精神病薬が発売されておらず、副作用の比較的強い定型の薬が主に用

いられていたが、絶妙な処方の技に驚かされることも多々あった。

　これらの活動は、精神科診療が導入されることで地域精神保健の状況がどう変化したかという観点で整理すると興味深いと思うが、私がこの島でコミュニティメンタルヘルスサービスの真髄を垣間見たのは、月曜の午前中に行われた**訪問診療**であった。ある青年Iさんが両親と同居していたがほとんどとじこもりの生活していた。訪問診療という形で訪れると、ひげぼうぼうながら、緊張した面持ちで居間に出てきてあいさつをした。両親は我々の訪問を喜んでくれて、家業のロベ切りの話や息子がロベ切りを時々手伝ってくれることなど楽しく語ってくれた。その後も月1回は訪問し、Iさんと話をすることが続いた。

　1年ほどした時であろうか、久しぶりに八丈島を訪れIさんのお宅を訪問した時、彼が「最近ロベ切りの仕事が少なくて残念」といったことを語った。私は悩みが彼の中に増えて調子が悪くなるのではと感じた。そのことを診療後に医師に伝えたところ、「いや、Iさんが意欲的になってきたということだよ」という返事が返ってきて驚いた。と同時に、意欲的かどうかを判断の重要な軸にして彼に会っていたからこそ、医師はそのメッセージを見逃さなかったということに気づいた。実際Iさんはその半年後には、ひげをそり、お出かけの服装で病院の外来に訪れることができるようになった。表情もずいぶんと柔らかくなっていた。

　この訪問診療は、実は普段からの**保健所**の**保健師**さんによるきめ細かなアプローチによって、巡回診療の初日にセッティングされていた。保健所の地域精神保健活動と町立病院の精神科診療の絶妙な連携、まさにシステムと言ってよいと思うが、によって成果が得られたと言ってよい。このようなコミュニティサービスの背後にある、さまざまな職種の人々のかかわりを想像し感じていること、そしてそれらが絶妙に組み合わさっている中でサービスが展開していることをサービスの担い手（専門家）が感じる感覚を、**システム感覚**と呼びたい。

　チームで対応していると感じる感覚は、**チーム感覚**ということができる。チームはメンバーが誰と誰という風に、チームメンバーを認識し一緒に動いているのだなという感覚を大事にすることで、チーム感覚は形成される。システム感覚は、チームメンバーがはっきりしていなくても、クライエントが

ささえられている構造や仕組みについて、潜在的なものも含め思いを抱きつつ、自分もそのシステムの一部としてかかわり、クライエントの望んだ目標に向って支援システムを有効に機能させていこうという感覚である。すなわち、チーム感覚よりシステム感覚の方が広い概念と言ってよいであろう。

離島でのメンタルヘルスサービスの実践を通して、コミュニティメンタルヘルスサービスの本質がみえてくるという考えは、佐々木[14]が強調している。活動を進めて行く中で、メンタルヘルスの必要性が島のさまざまな人々の間で共有され、メンタルヘルス上の訴えが専門家のところまで届きやすくなることを指摘した。メンタルヘルスサービスをささえるさまざまな人々がいるという感覚、それこそがシステム感覚と言ってよいであろう。そしてそのシステム感覚は、活動が進み住民がサービスにアクセスしやすくなることで、サービスの担い手である専門家によってより実感を持って感じられるものとなる。

4. 都市部でのメンタルヘルスサービス

八丈島は人口1万人弱である。そのようなコミュニティであれば、メンタルヘルスに関する**社会資源**（リソース）は限られるかもしれない。しかしそれらの社会資源の活動がある程度浸透すると、メンタルヘルス以外の社会資源との連携も深まり、包括的なサービスが展開されることになる。

一方、都市部での活動では、すべての人々にあまねくサービスが展開される訳ではない。また心の支援サービスを担う専門家も多様である。よって、そのサービスにたどりつける人は適切で質の高いサービスを受けることができるが、たどりつけない人は誰にも気づかれないまま埋もれていく。しかし、そのように埋もれている人たちが、何らかのパーソナルなネットワークを持っている、または持つ可能性を有しているのも、都市部におけるサービスを考える上で重要な視点となる。

八丈島においてコミュニティメンタルヘルスサービスに参加していた私は、一方で都市部におけるメンタルヘルスサービスを実感する機会を得た。それは保健所におけるメンタルヘルスサービスの実態調査への参加であっ

た。

　保健所での調査は、都内 G 区の保健所（今は「保健センター」ということが多い）と私の所属していた大学院との共同研究の形をとり、保健所における心の支援サービスの実態を調べるものであった。病院に入院しないで地域で生活するためには、地域にどのようなサービスが必要かを考える上で、私にとって絶好の機会であった。

　今から 20 年以上前の当時、保健所は心の支援サービスの地域での第一線機関、すなわち住民へ直接サービスを提供する組織として位置づけられていた。そのため、どの病院に行けばよいかという情報提供から、家族に暴力をふるうがどうすればよいかといった家族からの危機的な相談、声が聞こえると言って興奮した人を保護した警察からその後の受診に関する相談、受診先の先生とうまくいかないといった治療内容に関する相談、長い間治療を受けているが治らないし家での居場所もないといった生活支援など、メンタルヘルスに関する多彩な相談が持ち込まれていた。また相談を持ち込んだ人も本人以外に、同居家族、別居親戚、近隣、諸機関等とさまざまであった[11]。

　このような調査もふまえ、1989 年度から G 区の保健所において、精神障害者の社会復帰を目的とした**デイケア**が開設され、私もその**グループワーカー**として参加することになった。このデイケアは、精神科治療を受けているがその治療効果が限定的で、職場など、日常での居場所のない人々への支援が中心的な役割であった。

　当時デイケアは、保健所のみならず医療機関にも設置され始めていたが、医療機関でのデイケアがリハビリテーションや心理教育といった状態の改善を積極的にめざす傾向があるのに対して、保健所でのデイケアは、地域で過ごす居場所の確保と無理しない形での社会参加、そしてそれらの参加の中で生じる対人関係を通しての状態の変容を目指していたと思う。そもそも保健所のデイケアは、G 区でも週 3 日であったし、私がグループワーカーとしてかかわった別の保健所では、月 2 日の実施であった。

　このデイケアにスタッフとしてかかわる中で、参加しているメンバーを担当する保健師さんが普段どのように支援しているかも少しずつ見えてきた。デイケア開設前からかかわっている私としては、デイケアの存在が明らかに保健師の個別支援を豊かなものにしているように見えた。個別支援担当の保

健師とデイケア担当の保健師、そしてグループワーカーがチームを組んで対応する機会が増えたと思う。

つまりデイケア開設は、デイケア自体の効果ももちろんのこと、それまで行われていた個別支援の質の変化にも貢献したと感じる。これは保健所の個別支援と集団支援のシステムが整備されてきたことを意味する。その中で支援チームが形成され、スタッフ間での支援に関する話し合い、特に保健師と職種が異なるグループワーカーとの間の話し合いはコンサルテーションとして位置づけることができる。すなわち、デイケア開設により、サービスの5本柱の中の①個別支援に加え、②コンサルテーション、③集団支援のシステムが充実することとなったと考えることができよう。

またデイケアの存在は、主治医と患者さん（メンバー）との関係にも影響を及ぼすこととなる。それまで家でごろごろするだけの生活をしていた女性mさんが、デイケアに熱心に通ってきた。はじめはいすに座ってボーッとするだけだったが、少しずつオルガンに興味を示したり絵を描くことに取り組んだりした。そのうちに、「小さい頃にオルガンを習っていて懐かしい」と語りながらいくつかの曲を上手に弾いてメンバーから喝采を浴びた。また絵の時間をとても楽しみにしていて、色彩豊かな勢いのある絵を描いた。mさんのオルガン演奏や力強い絵の話は、保健師さんから主治医の先生に伝わり、主治医の先生はmさんの絵をみてとても驚き喜んでいたということである。デイケアの存在は、主治医の先生とmさんとの関係にも色合いを与えただろうし、主治医と保健師との関係にもよい影響を及ぼしたのではないだろうか。主治医と保健師とのチーム作りにおいても貢献したことであろう。もちろん、家族の本人（メンバー）に対する視線もそれまでとは違ったものになったであろう。デイケアはメンバーの健康な面への周囲からのまなざしを育て、その後の家族会の形成などにも展開していくことになる。

その後、**障害者基本法**によって、精神障害者も福祉サービスを受ける対象として位置づけられるようになった。保健所のデイケアは基本的には保健分野でのアプローチであるが、福祉分野でのアプローチとしての精神障害者**地域生活支援センター**などの施設が作られ（その後、**障害者自立支援法**にて**地域活動支援センター**などに位置づけが変更）、医療・保健・福祉による包括的な支援が整備されつつある。また**地域保健法**により保健サービスが基本的

に市区町村で実施されるようになったことに伴い、保健と福祉に垣根を作らない包括的な住民サービスが模索され、行政が実施するメンタルヘルスサービスも、病気だけでなく健康も扱おうとする包括的な位置づけが試みられている。

5. コミュニティ実践モデル—学校、職場、地域

　これまで、学校、職場、病院、地域（所属のない住民）における心の支援サービスにかかわった私の体験を述べてきた。これらはさまざまな違いはあるだろうが、その舞台は、すべて**コミュニティ**であり、**生活の場**である。ならば、その生活の場で展開する心の支援サービスの進め方をその共通性を考えつつ整理することが可能ではないだろうか。この生活の場でのメンタルヘルスサービスという考え方が、佐々木[14]によって提案された。それは、「ある生活の場の成員全体の健康に責任を持つこと」、すなわちコミュニティ全体をサービス対象として常に念頭におきかかわるという**地域責任性**と、「生活の場と治療の場の連携」など本人を中心にサービスを継続的に有効に行うという**ケアの一貫性**である。これらが地域精神保健活動を行う上での鍵概念であるとした。

　その考え方を基礎としつつシステム作りに着目したのが本書の立場である。第Ⅱ章で挙げた5つのフィールドすべてにおいて、地域責任性とケアの一貫性を重視しシステム作りに取り組んでいる中で、**個と集団**、**量的と質的**といった11の軸が重要な実践姿勢として浮かび上がったということもできる。そしてこれら11の軸は、メンタルヘルス活動をふりかえり点検する上でも有効な視点となろう。

　このようなコミュニティメンタルヘルスサービスにおいて、専門家のみならずサービスを受ける人がコミュニティ感覚をどの程度有しているかが重要となる。クライエントの訴える悩みの解決プロセスにおいて、結果としてコミュニティ感覚の獲得が促進される点に専門家は敏感であるべきである。

　予備校生 n さん（女子）は、秋口に「勉強に集中できない」という訴えでカウンセリング室を訪れた。n さんは自分の学力より偏差値レベルがはる

かに高い大学のみを志望校にして浪人を続けていた。面接が進むと、低い偏差値の大学では自分がだめな人間だとびくびくして生活しなければならないのではとの恐怖を持っていたことを語り、母親ができのよい姉ばかりによい顔をするくやしさを口にした。そしてその長年の不満を母親にぶつけたところ、母親がとても申し訳なさそうな表情で謝ってきて、かえってnさん自身が恐縮したとのことである。そして、いろいろと母親にはよくしてもらったことも思い出し、姉とは違う自分の人生があると語るようになった。それと時を同じくしてクラスの友人と楽しそうに雑談する姿も予備校内でみられるようになった。nさんは志望校を合格可能な大学にも広げ、「大学で自分がどうやっていくかが重要と思う。たくさん友人を作りいろんなことを体験して自分を磨きたい」と語った。nさんはコミュニティ感覚を育てる入口にまで来たように思う。

またサービスを行う側にも、専門家同士のコミュニティ感覚が求められる。すなわち、自分ひとりでかかわっている訳ではないという感覚である。この感覚は、チームで対応しているという感じに着目すれば、**チーム感覚**と言うことができる。そしてこれらの感覚が、チームにとどまらずその背景にあるルールや枠組み、そしてサービスをささえるさまざまな協力や住民の理解を感じる、**システム感覚**に発展する土台となろう。そしてそのシステム感覚が、システム作りの原動力となる。

ここで**チーム**と**システム**の関係について別の観点からふれておきたい。チームは基本的に人と人との個人的なつながりによって構成される。そのためあるメンバーがチームから離脱した場合、そのチームは性質を変えることになる。一方仮にあるメンバーが離脱しても他のメンバーがその組織から参加しチームを維持できるならば、そのチームはシステムとしての意味合いを持ち始めていると言えよう。すなわち、システムとなったチームは、世代が変わっても安定してサービスを提供できる仕組みを有することになる。

専門家のコミュニティ感覚とシステム感覚を土台とするならば、学校、職場、その他あらゆる地域の活動が、コミュニティサービスとして整理することができる。その際重要となる鍵概念が、佐々木[14]の指摘した地域責任性とケア継続性であり、その考え方に基づいたサービス導入としての受理面接の方法論についても言及したい。そこでは「**受容と共感一見立て一方向性の検**

討」といった流れが強調されている。

　受理面接の方法としては土居[1]の教科書が古典的名著であるが、メンタルヘルスサービスとしての受理面接は、土居の考え方を発展させた熊倉[6]も参考になる。熊倉は「仮説－介入－評価－仮説吟味」という科学的手続きと面接プロセスを対比して、対人支援全般に共通する面接の方法論について言及している。

　なお佐々木[14]と熊倉[6]の考えを融合させた**受理面接**プロセスモデルを私は提案している[12]。そのモデルを**図15**に示した。左の列が佐々木の考えを改変したものであり、右の列が熊倉のものを参考に構成している。第Ⅰ章でもふれたが、「**どのような経緯でここに来談に至ったか**」を充分に聴くことが、受理面接において重要である。それは**図15**の第1段階で、受容と共感を大切にしながら行われることになる。また「**何をここで一番相談したいか**」という**主訴**の確認作業が第1段階から第2段階にかけて行われる。ここで主訴は、「一番困っていること」を明確にする作業と「ここで相談したいこと」「何を話し合えればここに来てよかったと思えるか」について把握しておく必要がある。主訴の2つの側面について明確にする必要がある。

　先ほどのnさんの例でいえば、nさんの一番困っている主訴は、「勉強が間に合わない、不安で焦り勉強に集中できない」であった。しかし、nさんの「ここで相談したいこと」は、「自分の行ける大学で、自分の自信がない中で生活するしかない不安にさいなまれている」ということであるだろう

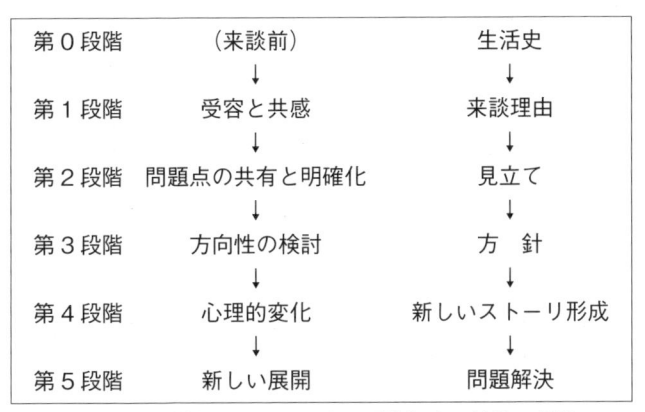

第0段階	（来談前）	生活史
	↓	↓
第1段階	受容と共感	来談理由
	↓	↓
第2段階	問題点の共有と明確化	見立て
	↓	↓
第3段階	方向性の検討	方　針
	↓	↓
第4段階	心理的変化	新しいストーリ形成
	↓	↓
第5段階	新しい展開	問題解決

図15　地域援助における受理面接とその前後の構造

し、「自分の行ける大学で、自分の自信をどう育てていけばよいか」ということであったと思う。特に「ここで相談したいこと」の主訴は実際の面接において見逃されやすいので注意が必要である。

第3段階は、どのような支援を行っていくかという支援の方針や方向性の検討にあたる部分である。これも広い意味では**見立て**の1つと考えることもできるであろう。このようなかかわりがよいのではという仮説を立て、その仮説に基づきかかわりを始め、その効果としての心理的変化を観察し変化について本人と話し合う（第4段階）という流れとなる。第3段階の方針の検討は、**目標の設定**ということもできるし、第4段階では目標を実行することを援助していると言うこともできよう。

そしてその流れが、**問題解決**もしくは**新しい展開**へとつながることになる（第5段階）。これらの流れは、対人支援のどの学問であっても、またどの学派であっても共通の構造ではないかと思う。これを、**コミュニティ実践モデル**の1つとして整理することが可能であると考えている。コーリィも対人支援の段階において、問題の明確化や目標の設定、方略の選択等を挙げており、**表15**の段階との共通項を見出すことができる[7]。

ところで、**システム感覚**についてもう少し説明したい。システム感覚とは、「システムを客観的に把握し、そのシステムを意識しながら動き、システムを充分に活用できる感覚」と定義できる。このシステム感覚は、支援体制のシステムを理解し感じることと、利用者と専門家間の関係のシステムを把握すること、そして利用者の悩みのストーリーをシステムとして理解する感覚に分けることができる。

たとえば、利用者の主訴が把握されても、単一要因のみでその主訴が起こっているとは考えない。必ず多要因説に立ち、複雑なストーリーの中でその主訴が形作られたと考える。そもそも、利用者が発する言語で心の内面がすべて語られたとは考えず、必ず言葉以外の内的世界があることを想定する。このように心に関して**言語と非言語**の構造があることを理解するのもシステム感覚の1つと言えよう。本人に対するインフォームド・コンセントにおいても、言葉での説明や同意のみに着目するのではなく、非言語的メッセージをどう汲み取るかが、実践上は重要となろう。

6. 心理学的支援の統合化

　ここで心の支援における**心理学的支援**、すなわち**臨床心理学的支援**についてふれたい。すでに第Ⅱ章で述べたとおり、心の支援は、「**生物－精神－社会モデル**」に基づいている。そしてざっくりと言うならば、医学、心理学、福祉学が、それぞれ生物、精神、社会にアプローチする対人支援の基盤となる学問である。ただし、**図 11**（p48）に示したように、それぞれの学問は比重こそ異なるが、「生物－精神－社会モデル」に基づいている。

　よって心理学的支援は、「生物－精神－社会モデル」によって統合し整理することが可能であろう。これは学問レベルで言えば、医学や福祉学の知見も取り入れながら、心理学的支援が統合的に発展するということである。わかりやすく言うならば、心理カウンセリングを行う時に、病気の知識（医学の考え方）や社会資源の利用方法（福祉学の考え方）に配慮しながらかかわるということである。これは、ある程度ベテランになれば普通に行っていることと思う。このような学問間の考え方を統合的に活用していく姿勢を、**表 2 の①**に「**生物－精神－社会モデル**」による**統合**として示した。

　ところでここで、**精神的アプローチ**と**心理学的アプローチ**との関係について若干ふれておきたい。心への精神的アプローチには、宗教や芸術、民間療法など、さまざまなものがある。それらのアプローチの中で、科学的な方法論を有している分野の１つが心理学と言える。心理学自体が、他のさまざまな科学的学問の知見を取り入れ発展してきた。医学や生物学的分野との親和性が高いものに、生理心理学や認知心理学などがある。社会の分野との関連が強いものに、社会心理学や組織心理学などが挙げられる。また時間軸（発

---

①「生物－精神－社会モデル」による統合
②心理学の各分野間の統合
③プログラムの統合
④心理療法の統合
⑤個人と理論との統合

表2　心理学的支援の５つの統合化

達）の観点を取り入れた心理学として、発達心理学がある。

すなわち、心理学自体が、「生物―精神―社会」の各立場に親和性の強い**分野の複合体（コンプレックス）**なのである。心理学的支援は、臨床心理学を主な基盤としているが、心理学の各分野から対人支援に生かせるものを取り入れながら、対人支援の質を上げるために心理学内での各分野の統合という考え方が期待されている。心理学のさまざまな流れをもとに臨床心理学自体の統合化が進んでいることは下山[15]も指摘している。これを表2の②に**心理学の各分野間の統合**として示した。

一方、対人支援プログラムからみると、心理学的支援は、表1（p25）に示すように、①個別支援、②コンサルテーション、③集団支援、④危機介入、⑤システム構築の5つのプログラムの分野を統合的に考える必要がある。心理学的支援は、伝統的には、個別支援の中での個人心理療法、コンサルテーションの中での心理査定とそのフィードバックの一部、そして集団支援の中での集団心理療法にしぼって、勃興し発展してきた歴史がある。それらを原動力としながらも、現代においては、上記5つのプログラムを統合した支援が求められている。これを表2の③に**プログラムの統合**として示した。

また近年、心理療法（サイコセラピー）の統合化の動きが出てきている。心理療法は、精神分析、来談者中心療法、行動療法、家族療法など各学派の理論を1つ選んで学び、その理論を基盤とした支援を行うことを基本としていた。「私は行動療法しかやりません」といった主張が通る時代もあった。しかし今や時代は変わった。来談する人のニーズに合わせて、また本人の**自己決定**を尊重しつつ、その人に最も適切と考えられるサービスを提供することが求められている。多くの心理療法理論の中で、来談者にとって一番よいやり方を心理療法家は模索するようになってきている。これを表2の④に**心理療法の統合**として示した。

実際、精神分析理論が家族療法理論の影響を受けたり[4]、行動療法の導入にあたって来談者中心療法の技法が使われることもある。さまざまな療法を来談者に合わせて用いようという立場を、折衷派と表現することもあった。しかし折衷的立場は、深い見立てを行う理論を持たないという欠点があったと思う。近年、見立ても含めた理論的統合を含め、統合化というキーワード

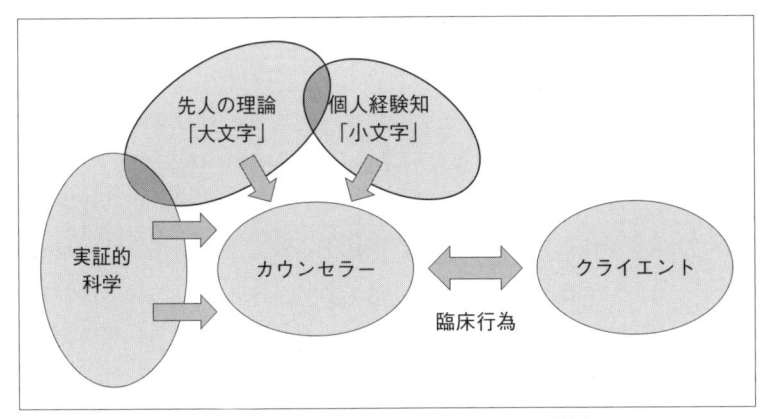

図16 臨床における個人と理論との関係

が用いられるようになった[2, 10)]。心理療法の統合化の世界的潮流をふまえた議論もされるようになってきている[16)]。見立てを行う**受理面接**を軸にしながら各臨床理論が統合される方向にあるのではと私は考えている。

ところで、どの学派からスタートしても、実際にはさまざまな心理療法理論を取り入れながら、心理療法家はベテランになっていく。その意味では、心理療法の統合化は、心理療法家ひとりひとりの臨床家としての成長そのものということもできる。熊倉[5)]は、治療者は専門理論に基づいて考えようとする「大文字」の考え方と、個人が「私の考えでは」と表現する「小文字」の考え方とがあり、その両者のダイナミックな関係について論じている。

臨床家は、「私の考えでは」という小文字の心理療法理論を作り、心の支援の中身を洗練させていくことになる。しかしその長いプロセスにおいて、さまざまな「大文字」の臨床理論に影響を受け、時にその理論に圧倒されたり分断されたりしながら、個人による統合を行っていく。このプロセスを、**個人と理論との統合**（表2の⑤）と呼んだ。

この個人と理論との統合については、ベテランの臨床家の職業としてたどってきた道をインタビューした記録[17)]にも詳しい。個々の臨床家がさまざまな理論や先達に出会い、自分の臨床姿勢を確立してきた歴史をたどることができる。**図16**に個人と理論との関係について示した。カウンセラーとクライエントの関係において、先人の理論である「大文字」の心理療法理論と、個人経験知といってよい「小文字」の心理療法への考え方が影響する。ここ

に、科学によって得た知見（エビデンス）の影響もあるので、それを実証的科学からの矢印で示した。これらをカウンセラー個人がどう自分の中でしっくりとなじませながらクライエントと会っていくか、それが重要となる。

　このように心理学的支援は表2のように5つのレベルにおいて統合化を議論することができよう。心理学的支援の統合については、④心理療法の統合に絞って議論される傾向にあるが、実践的にはこの5レベルでの議論が重要となる。そしてこれらの統合は、クライエント本人の自己決定を中心に展開され本人のためになされるべきである。またコミュニティ感覚やシステム感覚が、そのプロセスにおいて尊重されることが好ましい。なおこの統合化の5レベルは、心理臨床に日々取り組んでいる方であればすでに気づき、統合という言葉は用いなくても、当たり前に取り組んでいることかもしれない。ここでは、その当たり前を言葉にすることが重要と考え表に示した。これらの整理は、心理学的支援に限らず心の支援に関するすべての分野においても有効であることを第Ⅴ章で改めて問題提起するつもりである。

7. 在宅認知症ケア連絡会

　青年期のメンタルヘルスサービスからスタートした私の臨床であったが、ここ10年近く、友人の開設した認知症専門の訪問診療を中心とするクリニックに協力する機会を得た。その活動の中で、地域で生活する認知症を持つ人へのかかわりに関して、さまざまな地域の課題が見えてきた。

　医療と介護の連携の不充分さが課題の1つに思えた。医療関係者からは、介護スタッフが医療のことをよく理解してくれておらず、副作用が少しでも出たら家族と一緒に介護スタッフも不安になり勝手に薬をやめてしまうなど、治療継続に協力してくれないことに不満を持っているという話を聞いた。逆に介護スタッフが医師に過度に期待してしまい、夜中暴れる認知症の方をとにかく薬で静かにさせてほしいと圧力をかけたという話を聞くこともあった。

　一方介護スタッフからは、医師が病気や薬の説明を家族や介護スタッフにほとんどしてくれないという不満の声が出た。また医師に治療方針等をうか

がおうと連絡しても、忙しいということでなかなか時間を作ってくれないという話もあった。

　これらの話の背後にある思いとしては、どちらとも、認知症の方ご本人や介護者のことを思うがための不満であると思う。それぞれが何とかしたいという強い思いはあるものの、そのコミュニケーションが充分でないために、お互い批判し合うようになっており、とてももったいなかった。もちろん医療と介護が連携をとりやすくするための診療報酬などでの制度設計の問題もあるが、まず我々ですぐにでもできることはないかと考えた。そして、地域における連絡会を作ろうという話になった。

　行政の主導する地域連絡協議会のように、組織から代表者が参加する類の会も考えられたが、私たちの思いは、やはり認知症を持つ人ご本人のためであり、介護家族にとって有益な会であるにはどうするべきか？、という問題意識であった。そこで、民間ベースで有志が運営し、お互いに学びたいと考える個人が自由意志で参加するという形にした。

　会を始めた当初は、専門の先生を招き学ぶといった勉強会形式の色合いが強かった。しかし、それではいつまでたっても参加者が受け身的なお客さんであり続けるのではないかという声が、運営有志（その後**世話人**と呼ぶようになった）から上がるようになった。そこで会の進行の中で、お互いが話し合う**グループワーク**を含めることにした。このグループワーク導入によって、現場からのさまざまな問題意識や意見が出るようになった。

　たとえばある会で、興奮や暴言で家族を困らせる認知症の方の事例が出され、その認知症の方がずっと前から絶対的な信頼を寄せているケアマネジャーがその方を抱え込んでしまい、医療受診をさせないでいる、という経過が報告された時である。グループワーク後の意見発表では、この抱え込みのケアマネジャーへの批判が相次いだ。しかしあるグループから、「ケアマネジャーとして新米の私も、もしかしたら抱え込んでしまうかもしれない、そもそもこのケアマネジャーは昔からのつながりで何とかしたいという思いがとても強く、その思いがこのような結果につながってしまっているのではないか」という意見が出された。

　この意見が出て会全体の雰囲気ががらりと変わった。そのケアマネジャーを批判するだけではなく、そのケアマネジャーの気持ちに歩み寄り、どのよ

うなかかわりを今後考えておくとよいのか、といった視点に参加者が思いを寄せるようになったのである。司会をしていた私にとっても非常に印象深いグループワークとなった。

この体験をもう少し考えてみたい。もし仮に、このケアマネジャーはひどいといった批判でこの連絡会が終わったとしても、抱え込まず連携しようという思いを強くして参加者が翌日からの実践に取り組んでくれたことと思う。しかし、「新米の」ケアマネジャーが発言してくれたことで、いろんな立場の人を認めつつやっていこうというコミュニティ感覚に基いた理解が一気に深まったと思う。もし「新米」でないベテランのケアマネジャーが同じように「私も気持ちがわかる」と発言しても、今回のような衝撃は得られなかったのではないか。やはり「新米」だったからこそ、その**素人性**からの率直さが会の参加者の心を動かしたのであろう。

経験の深い人のみでなく経験の浅い人、そしてケアマネのみならず、医師、看護師、ヘルパー、薬剤師、司法書士、行政書士、学生など、さまざまな職種の方々が参加していることで、グループワークも深まってきている。コミュニティ活動の醍醐味がそこにある。参加者のコミュニティ感覚が深まっていくプロセスを肌で感じることができる。

最近は介護家族も参加するようになった。認知症の方の身体面の治療をどうするかというテーマは、この会で常に議論になる。ある会において、身体的な緊急時、たとえば緊急で手術が必要となった場合などに、どの病院にどのように引き受けてもらえばよいか、また退院後のサポートのあり方が話し合われた時があった。その中で、家族からとにかく困った時に引き受けてくれる病院がないという切実な声が出され、参加者全員言葉がないという局面もあった。

なおこの在宅認知症ケア連絡会は、その運営母体をしっかりとしたものにするため、NPO法人を作って運営することになった。「NPO法人地域認知症サポートブリッジ」というNPOである。そのホームページは **http://www.dsbridge.or.jp** である（図17）。このNPO法人では、認知症BSAP研修というものも行っている。これは全国的に展開している活動である。

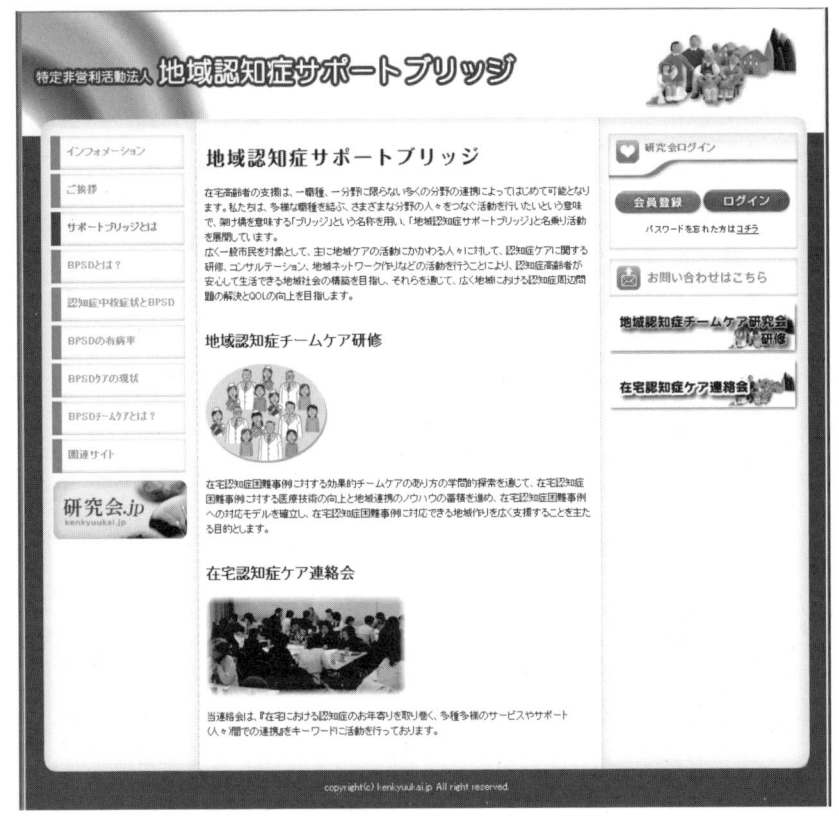

図17　NPO法人地域認知症サポートブリッジのホームページ
(http://www.dsbridge.or.jp より)

8. 認知症 BSAP 研修

　在宅認知症ケア連絡会は医療系と介護系のスタッフに多く参加してもらうよう働きかけたが、どうしても医師の参加は限られる現状があった。そこで、医師へのアプローチをどうするかをずっと検討していた。医師に関するアプローチには、医師会の協力を得たり学会を通してなども考えられた。しかし、認知症の方の8割程度に生じるといわれているBPSD（認知症の行動と心理症状；Behavioral and Psychological Symptom with Dementia, 図

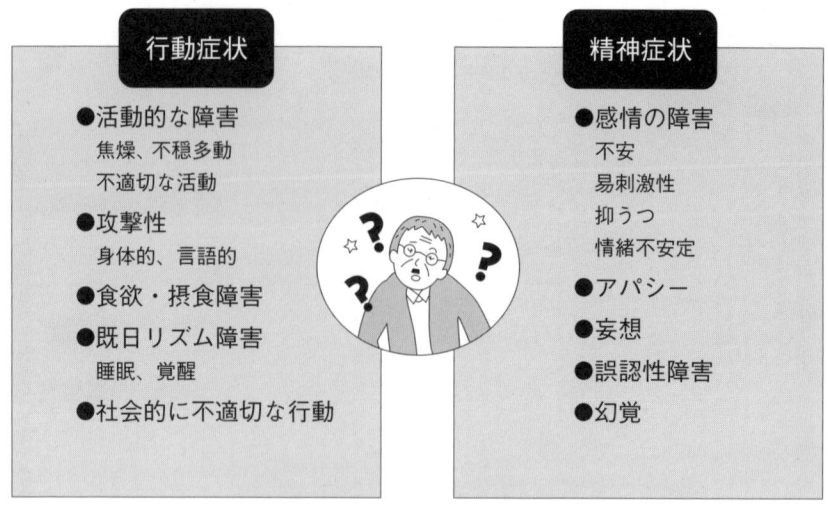

図18 よくみられる認知症のBPSD

行動症状
- 活動的な障害
  焦燥、不穏多動
  不適切な活動
- 攻撃性
  身体的、言語的
- 食欲・摂食障害
- 既日リズム障害
  睡眠、覚醒
- 社会的に不適切な行動

精神症状
- 感情の障害
  不安
  易刺激性
  抑うつ
  情緒不安定
- アパシー
- 妄想
- 誤認性障害
- 幻覚

18参照)について、正面から取り組む機動性のある身軽な会が求められていた。なぜならば、このBPSDに対する対応は、医学界の中でさまざまな試みがなされている途上であり、医学的アプローチのみでは限界もあり、介護やその他の職種とどう連携して進めていくかが焦点となっていたからである。そしてこれらの職種を越えてのチーム研修は、多職種を巻き込んだ民間で行うことがよいのではという考えに至ったのである。

そしてチームの柱として**かかりつけ医**を立て、まずかかりつけ医に対する研修を1泊2日で実施した後に、かかりつけ医を中心とするチーム、すなわち診療所内スタッフや地域の介護スタッフを含んだチーム対象に1日で研修を行うプログラムを設定した。この研修は**BSAP研修**と呼び、NPO法人地域認知症サポートブリッジの活動として順次全国で展開するようになった(BSAP; BPSD Support Area Project)。2008年度は、宮崎、青森、岐阜、東京で実施し、2009年度は、群馬、北海道、兵庫で実施している。

この研修会の特徴は、トップダウンで教育するという形ではなく、研修を行う私たちと参加者が一緒になって、BPSDへの対応や認知症の地域ケアのあり方を考え、各地域でどのような支援システムを作ればよいか検討しあうという**ワークショップ型**の研修となっている点が特徴である。

BPSD に対する医療の対応が薬物中心となると、興奮や妄想を薬の力で押さえ込むという傾向に陥りやすくなり、たくさんの種類の薬を併用する多剤使用という状態になりやすい。そしてそれらの薬の副作用で BPSD がより激しくなり、それを押さえ込むために薬が追加されるという悪循環が生じやすい。BPSD 研修では、すでに出されている薬の減量や中止を強調している。ところが、過去に経験した、興奮や暴力といったはげしい BPSD を恐れるあまり、薬を減らすことに家族が不安を感じ、時には家族が減量に強く反対することもある。つまり、薬の減量１つとっても家族のサポートが重要であり、それらは医師のみならず看護師や薬剤師、地域の介護スタッフの連携が重要となる。それらサポートスタッフがチームを作り、充分に情報を共有しながらかかわることが重要となる。

　また BPSD の要因として、発熱や便秘、痛み、かゆみ、脱水といった身体的問題が考えられる場合もある。**身体と精神**のテーマがここにも存在する。身体疾患に対して処方された薬が BPSD を誘発する場合もある。たとえば消化器症状に対して出された H2 ブロッカーという薬が、BPSD を悪化させることもある。このように認知症の BPSD には、身体状態をよく観察し対応できる医師の関与が効果的と考えるので、BSAP 研修はかかりつけ医およびそのチームを対象としているのである。

　ところで BPSD の心理社会的意味について少し考えたい。認知症の方がすでに亡くなっている実家の母のところに帰りたいと言って、深夜に荷物を整理し始めるという BPSD があったとしよう。介護家族が「もう亡くなっているでしょ」と言ってしまうと、本人は否定された気持ちになって、興奮したり暴力にいたる場合もあるかもしれない。ここは「実家に帰りたい」という言葉の背後にある心的世界（**非言語**）について、思いをめぐらすことが重要となる。この方は、実家の母のことを心配しているのかもしれない。親を気遣う優しい気持ちからそう語っているのかもしれない。または夜ひとりになって寂しくなり、実家に帰って安心したいという気持ちなのかもしれない。働き者の方で実家の家事を手伝いたいと熱心に思っているのかもしれない。

　BPSD の背後には、その方の性格や人生経験から、本人なりに主体的に何かしたいという気持ちが潜んでいる場合もある。それらの気持ちを汲もうと

する姿勢が、介護家族や介護スタッフに求められる。それらの潜んでいる気持ちは、容易にはわからないかもしれない。しかし、複数の人が情報を共有し知恵を絞る中で、見えてくることも多いであろう。チームで考えることの意味はここにもある。つまり、BPSDは薬でその勢いを弱めることは必要であろうが、その方への心理的理解と対応が並行して行われることで、BPSDへの適確な支援が可能となる。まさに、「生物―心理―社会モデル」が適用されることになる。

　このような認知症の方へのかかわりは、本人の語らざる思いを尊重しながら進めることが重要である。これを、**パーソンセンタードケア**という[18]。BPSDへの対応は、認知症の方本人が語れないために、家族介護者の思いへの対応に主眼が置かれやすい。もちろん介護で苦しむ家族への支援は充分に行わなければならない。しかし、「本人にとってはどうなのだろう？」と立ち止まって考えることが大切である。そのためにもチームケアが重要と思う。家族支援中心で進んでいても、チームメンバーの誰かが「本人は何を望んでいるのかしら？」といった問いをチームに投げかけ、その問いをチーム内で大切にできるとよいと思う。

　BSAP研修を行っていて、参加者から「具体的にどうすればよいか教えてほしい」という声が挙がることも多い。臨床現場でBPSDに対してとても困っている切実な声だと思う。明日から使えるノウハウがほしいという叫びであろう。しかし私たちの研修では、ノウハウやスキルにいたる前の考え方やチームでどう話し合っていくか、どんな仮説を立てるか、といった視点を強調する。実は、BPSDに対してこのような薬がよいといったノウハウが、ネット上に氾濫している。そしてその結果として、薬漬けの治療となっている実態がないだろうか？　ノウハウに頼ることの危険性も研修で話題にしながら、本人を中心にしたチームでのかかわりの重要性を学んでいくプロセスが、この研修の一番の肝である。

　このようにBPSDをめぐるさまざまな視点を取り入れた研修活動は、民間活力を導入した、各地域での**チーム作り**であるし、支援のための**システム作り**であり、認知症の人が安心して暮らすための**まちづくり（コミュニティ作り）**であると言ってもよい。テーマは認知症のBPSDであるが、本質的なテーマは、人が健康にかつ幸せに暮らすことができるまちづくりをどうす

るかという点であろう。各県のかかりつけ医の先生や介護スタッフの方と話す中で、地域の医療保健に関するさまざまな課題を垣間見ることもできた。日本全体へのサービスを考える上でとても貴重な経験となっている。

9. 評価の衝撃

　メンタルヘルスサービスとは何かという議論を行っていく中で、個別支援だけでなくサービス全体を記述し、その意義を見つけたい、そしてそのサービスがコミュニティをよくしていくものであってほしいというのが、私の基本的な願いであった。第Ⅱ章で述べたようなコミュニティでの活動を行いながら、サービスのシステムを記述しその効果を示し、システムを改善するための科学的方法はないものか模索していた。そんな中でRossiの**プログラム評価**の教科書に出会った。第5版で1993年の発行であった。この本は第7版になって画期的といってよいほど内容が整理され、先輩である大島巌先生をリーダーに翻訳することができた[13]。

　この「**プログラム評価の理論と方法**」という本は、対人支援サービスをプログラムと呼び、そのプログラムについて「**計画ー準備ー実行ー評価**」のプロセスを重視し、**ニーズ評価、プログラム理論の評価、プロセス評価、効果評価、効率評価**に分けて、それぞれの評価がシステマティックに実施され、プログラムの改善や活性化につながることを指摘している。ニーズ評価とは、活動の対象者がどのような要望を持ち支援を必要としているかを評価することである。すべての活動はニーズに対応するものでなくてはならない。プログラム理論の評価とは、プログラムがどのような仕組みでどのような効果をもたらすことになるかその理論について検討することである。プロセス評価では、プログラムの実施が計画通りに実行されているか、その実施プロセスを観察し評価する。効果評価は、そのプログラムの効果がどのように現れたかを分析する。効率評価では、プログラムの費用や労力に比べて効果をより効率的に見出すための検討が行われる。

　私は、活動評価の実施とプログラムの改善や効果向上が連動した**評価システム**を知り感動した。それまで評価研究と聞くと、活動の評価がなされても

数年たって忘れた頃にその評価結果がでて、あらそうですか、という役に立たないイメージがあったからである。活動そのものに評価システムを組み込み、評価しながら活動を改善していく考え方はあざやかであると同時に、米国のプログラム評価の力強さに感銘を受けた。

　このような評価の考えを取り入れ、私の心の支援システム作り活動は、常に評価を実施しながら行うことを心がけるようになった。評価といっても、教科書に書いてあるような美しい評価手法を取り入れることは日本の現状ではまだまだ難しい。そこまでは無理としても、活動の中でニーズをどう把握するか、プログラム実施による効果をどのように予測し理論的に説明するか、実施プロセスをどう観察（**モニタリング**）するか、効果をどう把握し記述するか、どう周囲に説明するか、費用と比較しての効果をどう考えるか、といった考え方は、実践の中での自分への問いとして設定することができた。

　第Ⅱ章で示したA予備校やB専門学校等における活動も、今から考えれば、システム作りという観点から評価しながら進めていたのだなと思う。システマティックな評価ではなかったが、「個人のみでなく集団にも対応しているか？」「量的な情報や質的な情報を活用しているか？」「身体面や精神面の両方のケアに注意が行き届いているか？」といった問いを立て考えていた。それらの問いの中で、システム作りにおいて重要となるものを体験的に整理したのが11の軸（**図14**、p62）と考えることもできる。

　A予備校においては、定例会というシステムについて議論する場があった。定例会では、上記のようなさまざまな問いを議論しながら、システム作りがどこまで進んだのか、プロセス評価を行っていたと言うこともできると思う。また個別の事例検討を通して、システムの効果評価を行っていたと言うこともできるだろう。A予備校のようにサービスの対象となる集団が大きい場合、リスクの高い集団に適切にサービスが供給されているかを常に評価する必要がある。その点から言うと、最近はずっと学生寮生がハイリスク集団として、サービス提供を集中させるべき対象として議論されてきた。

　学生寮生への対応の1つとして、カウンセラーが学生寮を夕方訪問して、寮生対象の講演会を行っている。その講演の後に希望者には1人5分程度であるが個別面談を行っている。その中で時間をかけて対応した方がよい学生

は、通常のカウンセリングを受けることを勧めている。また、寮での講演を行う際に寮長との懇談も行い、何かあった時の連携がスムーズに進むよう地ならしをした。この寮講演にはその寮担当の予備校職員も同伴するようにして、その寮担当職員が普段の寮長との連絡を密に行うようにお願いしている。

10. システム作りの3レベル

　このようにいくつかの活動を行う中で、システム作りとはどのようなプロセスで行われるかを、私はよく考えるようになった。システムは多様であるだろうから、その作り方もさまざまであろう。このように作るべきという話が独り歩きすると、かえって自由なシステム構築が妨げられるとも思う。
　しかし一方で、システムをどう作ればよいか日々格闘している心の支援の専門家の声もよく聞く。彼らの中には、一生懸命実践活動をしているが、まわりが理解してくれない中、個別支援に終始し疲れきっているケースも多い。心の支援システムの話を少しすると、ぜひそれをわかりやすく文章にしてほしいと要望される。そこで、次の第Ⅳ章では、システム作りについて、その進め方のコツについて記したいと思う。あくまでこれは一例であり、実際には各コミュニティでのそれぞれの創意工夫が重要であることを、もう一度確認したい。
　心の支援システムを作るポイントは、**事例検討**や**活動のふりかえり**を繰り返すことが基本である。ただし、それらの検討が単に個別支援のあり方として議論されていては、システム作りとつながる機会を失うことになる。また、事例や活動の検討が単なる仲間内での閉鎖的検討となってもよくない。それらの検討をシステム作りにつなげるために、3つのレベルで考えていくことがポイントとなる。その3つのレベルとは、「**明日からできること**」「**数ヵ月かけて行うこと**」「**数年かけて取り組むこと**」である。これらのレベルそれぞれにおいて、事例や活動をもとに具体的に検討し、充分に計画を練り、実施することが、システム作りにおいて重要である。それらについて次の章で詳しく述べたい。

文献

1) 土居健郎:方法としての面接. 医学書院, 1977
2) 平木典子:カウンセリングスキルを学ぶ. 金剛出版, 2003
3) 影山隆之, ほか:八丈島の地域精神保健活動(第1報)こころの健康 11:66-74, 1996
4) 狩野力八郎:方法としての治療構造論. 金剛出版, 2009
5) 熊倉伸宏:「甘え」理論と精神療法. 岩崎学術出版, 1993
6) 熊倉伸宏:面接法. 新興医学出版社, 2002
7) マリアン・コーリィ, ジェラルド・コーリィ:心理援助の専門職になるために. 金剛出版, 2004
8) McMillan DW, Chavis DM: Sense of community: A definition and theory. *American Journal of Community Psychology* 14: 6-23, 1986
9) 宮内 勝:分裂病と個人面接. 金剛出版, 1996
10) 村瀬嘉代子:子どもと家族への統合的心理療法. 金剛出版, 2001
11) 元永拓郎, ほか:都市型保健所における地域精神保健活動事例の分析. 日本公衛誌 40:75-83, 1993
12) 元永拓郎:地域援助における受理面接の構造―伝統的心理療法との比較を通して―. 帝京大学心理学紀要 12:51-58, 2008
13) ピーター・ロッシ, マーク・リプセイ, ハワード・フリーマン:プログラム評価の理論と方法. 日本評論社, 2005
14) 佐々木雄司:生活の場での実践メンタルヘルス. 保健同人社, 2002
15) 下山晴彦, 丹野義彦 編:講座臨床心理学 1―臨床心理学とは何か. 東京大学出版会, 2001
16) 杉原保史:統合的アプローチによる心理援助. 金剛出版, 2009
17) 津川律子, 安斉順子:インタビュー臨床心理士 1・2. 誠信書房, 2007
18) トム・キムウッド(高橋誠一 訳):認知症のパーソンセンタードケア―新しいケアの文化へ. 筒井書房, 2005

第Ⅳ章

システム作りの方法

1. システムを作る―明日からできること―

　事例や活動の検討において、意識していけば明日からできることを考えそれを実行に移すことは非常に重要である。なぜならば、事例や活動の検討の成果を少しでも実践に生かすことは、本人中心のサービスを行うという理念とも合致するからである。ここでは、明日からできることを述べていきたい。

1）かかわりにシステムを見出す

　すでにみてきたように、1対1の個別支援においても、システムの中でことが進んでいる。受付方法があり、受付スタッフがかかわり、ある一定の時間カウンセリングが行われ、終了後に退室し次の予約があればまた受付に寄る、という流れがある。この流れは、相談のセッティングや枠というものであるが、このような相談が展開されるルールや仕組みも含め**相談構造**と呼ぶ。学校というコミュニティにおける相談構造について**表3**に示した[1]。この**表3**では医療現場における**治療構造**との比較をしている。相談構造として、場所や料金といった目にみえる仕組みもあれば、保護者との関係や目標設定など目にみえにくい要素もある。この相談構造がしっかりしていることで、クライエントは安心して悩みを相談の枠内で語ることが可能になるし、激しい悲

	学校心理臨床での相談構造	治療構造
面接室の場所	・学内の一室 ・他業務で使用の可能性あり ・学内での生活空間が重なる	・治療機関の一室 ・精神療法専門の部屋 ・機関内で生活空間は重ならない
カウンセラー （治療者）	・学内でカウンセラーは中心的職種ではない ・ほとんどの場合非常勤	・治療機関で治療者が中心的職種である ・常勤・非常勤といる
チーム	・複数カウンセラーはいない場合が多い ・担任との協力関係が必須となるが、守秘義務も考慮しケースごとの慎重な対応が必要となる	・複数の治療者が存在する ・看護師、ソーシャルワーカーなどの専門職と連携が前提
初回相談者	・本人以外の場合も多い ・担任がまず相談を持ち込むことが多い	・本人の場合が多い ・家族が同伴する場合もある
料金	・無料（学校が負担。義務教育の場合、国民の税金）	・有料（自費） 医療保険適用の場合もある
利用期間	・卒業までで利用できる期間が限られている ・長期休暇（夏休み等）が節目になることがある	・特に定めない限り利用期間は限られない ・長期休暇は特に定めない限りない
機関への報告	・何らかの形で活動報告を学校にすることが求められる	・特に求められない ・患者数等は受付を通して常に治療機関が把握している ・医療保険適用時は監査等がある
保護者（家族）との関係	・学校と保護者との関係を常に意識する必要あり	・治療にとって有効かどうかの議論の中で保護者の協力を求める
目標設定	・主訴の解決に重きをおく ・教育的視点が重要となる	・症状の改善・消失に重きをおく

表3　学校心理臨床での相談構造と治療構造

しみや時には怒りを安全な形で表現することもできる。

相談構造の考え方は、治療構造の概念を発展させたものである。相談構造や治療構造の複雑な仕組みは、第Ⅱ章の**図9**や**図10**で述べた。そしてその構造が、その人の健康回復にとって重要であることについてもふれた。心身の不調を巻き起こす社会システムがあるならば、相談構造や治療構造は、健康回復のための支援システムということもできる。病気として扱うことの強力なシステムについては、第Ⅰ章の**病と健康**においてふれた。

つまりこの相談構造こそシステムの一部である。目にみえるのは１対１の相談であったとしても、そこにどのような相談構造が成立しているか、すなわちどのようなシステムの中で相談が行われているかを感じる**システム感覚**が重要である。

目の前にみえるかかわりのみならず、その背景にあるシステムを把握し、そのシステムを感じつつかかわりを進めその効果を評価する、その視点が重要となる。事例や活動の検討の中で、このようなシステムの理解を深めたい。そして、事例検討の翌日からシステムを考えながら、かかわりを少しでも洗練させたい。

予備校でのカウンセリングであれば、大学受験への本人の取り組み（特に本人の模擬試験の成績）や、予備校のクラス担任と本人との関係（どんな人との印象を本人が持っているか）、そして受験に対する両親の態度（過干渉または無関心など）を検討することが重要となる。これらはそれぞれ、**受験システム**、**予備校サービスシステム**、そして**家族システム**ということができる。それらのシステムの中で、今回のここでの相談がどういう役割を求められているかをより深く考えることが可能となり、本人への心の支援の質を洗練させることができる。

2） かかわっている自分の内面に起きている感情を生かす

相談構造をしっかりとしたものにすることで、かかわりによって専門家自身にどのような感情が生じているか敏感に感じられるようになる。とても単純な例であるが、45分間話をするとあらかじめ構造を決めていれば、その時間内でクライエントと専門家の間に起きている感情的やり取りに落ち着い

て向き合うことができる。時間の枠が決まっていなければ、まだ続けたいけれど相手は終わりにしたがっているのでは？ とか、早く終わりにしたいというメッセージを出しているのに伝わっていないな、など、時間を巡っての感情がかかわりに複雑にからんでしまい、自分に生じている感情をみつめる際に考えるべき要素が増えてしまう。取り組むべきことが増えてしまい、専門家が自分の感情にじっくりと向き合うことを見逃すことになりかねない。

　このあたりは臨床家の初期トレーニングで重視されている。精神分析で言うところの**転移**や**逆転移**、来談者中心療法で強調される**自己一致**など、かかわる側の感情に対するまなざしは多くの**サイコセラピー理論**の中心課題である。これはまさに、自分の中の感情への気づきであり、その気づきを通して他者との相互作用が見えてくる。これは、多くの事例検討における主要テーマであろう。

　分断された**個**の苦しみについては第Ⅰ章でふれたが、分断された個に対応する心の支援を担う専門家も、時として感情が分断されることになる。すなわち、よい支援をしたいという感情と本音としての感情との分断である。特に支援がうまくいかない時に、焦ったり相手に対して申し訳ないと感じたり、時にはよくならないことに対して、クライエントに怒りを感じる場合もあろう。それらの感情は、よい支援をしたいという感情とぶつかり、時に専門家に混乱をきたすこともある。これらの分断された感情を率直にみつめ、その感情を少しずつ言葉にし、その感情を共有できる仲間を見出すことが、チーム作りにおいて実はポイントとなる場合も多い。少なくとも、この専門家の分断された感情を感じることを共有することは、専門家同士の**コミュニティ感覚**を育てる上で重要となる。

3）すでにあるかかわりをチーム作りに生かす

　事例や活動の検討または自分のかかわりをひとり静かに眺めてみると、クライエントがさまざまなかかわりをすでに持っていることに気づく。予備校の事例で言うならば、受付スタッフや学校のクラス担任、尊敬する講師、友人、先輩、高校の先生、親、兄弟などである。かかわりは直接的なものに限らない。ひきこもりなどで現実場面でのかかわりが少ない場合は、ゲームの主人公やメールでの相手、TVの中の芸能人とのかかわりが重要な役割を持

つこともある。これらかかわっている人をチームメンバーとして位置づけられるか丁寧に考えることが、心の支援において重要な視点となる。

支援チームにおいては、チームメンバー同士が常に連絡を取り合うべきというわけではない。お互いに面識がなくても、クライエントとの語り合いの中で、そのかかわりをチームメンバーとして認識し、チームでささえるシステムを作ることは可能である。

予備校のカウンセリング室に来談したoくんは、受験本番でお腹が痛くなるという悩みを持っていた。そのためトイレに立ってしまうのではということが気になり、試験に集中できないと悩んでいた。このような場合、精神科クリニックを受診してお薬を処方してもらうことが適切な対応なのだが、oくんは精神科受診についてはどうしようもなくなった時の最後の手段にしたいという意向であった。カウンセラーとしては、いずれ受診することも念頭に置きながら、今できる何かよい手立てはないか考えるという目標を設定し、本人との相談を進めることとした。

oくんといろいろと話をしていて、お腹が痛いと正露丸を飲んでいるが少し量が増え気味だという話になった。その話を聴いて、カウンセラーはある予備校職員の話を思い出した。その職員は入学試験時に正露丸を携帯し、試験中お腹が痛くなるかなと不安になったら正露丸のラッパのマークをみると、ほっとして何とか対応できたとのことであった。時々それでも不安がおさまらないときは、正露丸のふたを開けて匂いをかぐと落ち着いたとのこと。それでも難しい場合は、正露丸を飲んで、無事大学に合格したという経験談をその職員は語っていた。oくんにその話をしたところ、彼はやってみますと明るい表情で帰って行った。そして無事大学に合格した。

この事例への対応において、私はラッパマークの職員とチームを組んだと言うことができるだろう。またラッパマークの正露丸ともチームを組んだということもできないだろうか？　私のみならずo君自身が、ラッパマーク職員と正露丸とチームを組んで、試験に臨んだとも言えるかもしれない。予備校職員の**素人性**を利用させてもらったということもできるし、予備校職員の**ストーリー**が、o君の合格へのストーリーを形作るきっかけとなったと言うこともできるだろう。

4) チームを新たに作る

　先ほどのo君にとって、正露丸はすでに存在したかかわりであり、ラッパマーク職員は新しいかかわりである。このようなかかわり自体も**リソース（資源）**ということができる。リソースというと一般には、主治医や担任などのサポートしてくれる人を指すが、この事例のように、**モノ**もリソースになりえる。モノまでリソースと考えると、かかわりの多様性が出てくるであろう。またリソースは、本人の心の中にもあると考えるとますます意義深い。o君がおもしろいと思ったラッパマークのストーリー自体が、彼の中でリソースとなったとみなすことができる。そしてさらに言うならば、腹痛そのものがリソースと考えることができるのではないか？

　すなわち、o君は腹痛を通してカウンセリングにつながり、腹痛が縁で正露丸と出会った。腹痛というリソースを用いて、o君の直面していた「緊張への対処」という大きなテーマにがっぷりと取り組むことができたと言えるのではないだろうか。そのようなリソースという役者が生き生きと役をこなせるように、カウンセラーは少しお手伝いをしたということかもしれない[2]。

　つまりあらゆるものをリソースと考え、それらリソースと新たにチームを作るという姿勢が重要である。事例や活動の検討の中でも、そのリソースを探す作業がポイントと思う。そして複数のリソースが見出されそれらのチームが形成される中で、システムも作られていくことになるであろう。

5) まわりの成果を最大に評価する

　事例や活動をふりかえる中で、登場する他者のかかわりを最大に評価し、ほめること、これがチームを発展させるコツである。第Ⅲ章でふれた在宅認知症ケア連絡会でよく話題になることだが、認知症の方のケアをチームで行っていると、必ず誰が行うべきかはっきりしない業務が発生する。たとえば、ご本人が薬をきちんと飲んでいるかの確認は、クリニックスタッフが行うことなのか？　ケアマネジャーが行うべきなのか？　薬剤師の仕事なのか？　はっきりと決められないことが、コミュニティサービスではよく生じる。

　ここで「私の業務範囲はここまで」と誰かが宣言すると、とたんに別のチ

ームメンバーはマイナスの感情をその宣言者に対して持ちチーム意識がなえてしまうことになりかねない。しかしそのような**業務限定宣言**があったとしたら、そこが勝負どころである。その宣言者を責めるのではなく、その宣言の成果を何とか見出せないか？　と考えていきたい。たとえば「業務範囲の確認は重要だよね。わかりました、今回は私の方で少しがんばってみる。また相談させてね」と伝える手もあろう。「業務範囲をはっきりと言ってくれて、改めてこういう方をどうサポートするか考えさせられました。なかなか難しいよね。少し考えさせて」という伝え方もあるかもしれない。

　もちろん専門家間の業務範囲を越えた「**役割の相互乗り入れ**」でしか、コミュニティでの活動は成立しえない。しかし一方で、業務範囲を強く主張しなければ、いろんなことを引き受けることになってしまい無理がたたり、自分自身の健康を守れなくなることがあるのもまた事実であろう。そのことを改めて気づかせてくれるのが、業務範囲宣言ということである。まわりの成果を評価することとは、簡単なようでなかなか厳しいイバラの道なのかもしれない。

　このようにチームを維持し発展させるためには、時としてチーム内で発生するストレスをも乗り越えなければならない局面が生じる。このストレスは**チームストレス**と言うこともできる。チームメンバーの考え方の相違、すなわち**異質性**を認め、その異質性をむしろ評価していく作業が求められるのである。実践の中でそのような評価を行うことは難しいかもしれない。だからこそ事例や活動の検討において、まわりの成果を評価することに対して知恵を絞りたいところである。

2. システムを作る―数ヵ月かけて行うこと―

　明日からできることを少しでもやりやすくするために、普段からどのような仕込みをしておけばよいかをここで述べたい。仕込みなので、数ヵ月かかる。時には1年またはそれ以上かかることもあろう。地味な作業であるが、少しずつ成果は出てくる。植物を育てるような感じで、季節ごとに変化していくといった気持ちが大切と思う。

1）システムを共に作る仲間を探す

　システムを維持、発展させるためには、やはりそれを担う人材が要となる。システム作りが大切であるという意識と、システム感覚を心の中で育てていける人を探したい。実はこの人事は大変難しい。難しいが、前述した「明日からできること」を共にやっていけそうな人がいれば、その人は仲間としての有力な候補となろう。支援の中で作られるチームメンバーの中で、システムの話題に関心を持つ人を見つけたい。事例検討の中での発言を観察しながら候補を探してほしい。

　A予備校の場合、a次長が中心となってカウンセリング体制の充実を進めてくれたが、私が一緒に組んだカウンセリング担当の教務職員として、pさんには本当にお世話になった。pさんは心の支援システム作りについて一緒に悩み考えてくれたよき仲間である。年1回実施の学生カード（この中に約40項目の心身状態チェックリストがある）を担任がどのように活用すればよいかについて、担任の立場からいろいろと教えてくれた。また緊急対応のシステム作りも、学校職員の立場に配慮したシステムを考えてマニュアル化する上で大きな役割を担ってくれた。pさんは、A予備校が組織として、心の支援をどう充実させていくかということについて、常に考え行動してくれた。A予備校でのシステム作りはpさんの貢献による部分も大きい。

2）失敗こそチャンス

　実践活動を行っていて失敗は必ず起きる。その失敗こそシステム発展のためのチャンスであり時として試金石となる。たとえばチームメンバーへの用件の連絡忘れという失敗は、実践の中で起きやすい。「私はそれを聞いていません」と、後になって支援チームメンバー間で問題となることが多い。連絡忘れは実践活動を行っていて本当にもったいない。どうするべきか答えが見えないことが多い中で、そうすべきことがはっきりとしている内容が連絡事項となる。また連絡することを忘れられた相手には、「自分が軽視された」という強いメッセージを与えることになる。これが時として大きなマイナスの影響を及ぼすことにもなる。

　そのようなことを私たちはよくわかっているので、連絡を忘れられるとと

ても残念だし時としてとても腹が立つこともある。しかしこのような失敗をどうチームで受け止めるかが、システム発展の大きなチャンスともなり得る。つまり、連絡忘れをチェックするシステムが必要ではなかったか、システム上の工夫があれば連絡忘れを予防できたのではないかという視点からの検討である。もっと単純な話では、「連絡した？」という素朴な声かけが行われるチームになる必要があったという相互確認も重要であろう。このような意識を持てるようになるためには、「失敗こそチャンス」ということを日々お互いに確認できる雰囲気作りが肝要である。

3）成果を内部に報告する

　システムの動きの全体像を記録することはなかなか難しい。しかしながら、システムの一部であるチームの動きを、上司や組織長などに報告する作業を続けることは有益である。その組織を揺り動かした事件へのチームの動きや今後への課題などは、文章や図も用いて明確に上長に伝えたい。

　上司や組織長への報告は、システム上の課題についてのメッセージを伴ったものであることが好ましい。対人支援職はどうしても自分が相手にどうかかわったかという1対1の関係を近視眼的に報告する傾向にある。組織から求められることは、現状での組織や仕組み（すなわちシステム）が、今回の事例への対応にとって有効だったか、改善の必要はないかという点である。今回の対応を鳥瞰的にとらえ、提言することが意義深いであろう。

　なお成果を内部報告する場合に、どの情報は報告し組織内で共有するか、そしてどの情報は秘密を守るか、その判断が重要となる。上長が心の支援の専門職の場合は、すべてを共有しても問題がない場合が多い。しかし、会社の人事部でカウンセラーの上長が他部署に異動することもある事務方の部長である場合、情報の守秘と共有について、デリケートな判断が求められる。プライバシーに関することは当然秘密を守るべきだが、来談者数や心の支援システムを改善するために必要な情報は内部で共有することが求められよう。個人情報保護法の考えからすると、個人情報をどのように扱うかを、あらかじめ何らかの文書として記述しておくとよい。**守秘と共有**のルールも含めた今後の活動に関するルールをマニュアルとして整備しておくとよいであろう。このマニュアルがシステムの1つとなる。

4) 若手を育て引き継ぐ

　システムは、若手や次の世代を育て引き継がれるものでなくてはならない。対人支援がシステマティックであることを私が常々強調するのは、まさにこの理由による。若手を育てるためにも、実践上の失敗に対する対応も、個人を責め反省を促すためのみに行うのではなく、今後同じことを繰り返さないためのチームで共有すべき教訓として考える、といったシステム作りを意識したものであることが効果的である。若手ほど目の前の1対1の関係にしか目がいかないし、失敗を自分の未熟さのせいにしやすい。もちろんそのような姿勢は謙虚さとして重要であるが、若手の失敗を防いだりフォローアップする仕組みがなかったことを議論するシステム感覚が重要である。事例検討の中で失敗を個人の資質に集中させず、システム上の問題として議論することは、システム感覚を育てる上でとても重要なプロセスとなろう。

　学校や会社といった専門家だけではないコミュニティにおいては、若手職員や教員を育てるにあたって、新人研修でメンタルヘルス関連の研修をさせてもらえるかが重要なポイントになる場合もある。新人研修はどの組織も行いたい内容が詰まっており、なかなか担当させてもらえないのだが、A予備校の場合、かなり働きかけてようやく学校職員対象の新人研修を実施することが可能となった。「集中力がないと訴える学生」「同じことを何度も質問してくる学生」「死にたいと打ち明けた学生」といった架空事例について、グループごとに話し合ってもらい、それを全体でシェアし話を深めるといった内容で、なかなか評判がよかった。座学でノウハウ提供ではなく、自分で考えチームで考える体験をこの研修でも重視した。

5) 外部のシステムと交流する

　システムは、外部との交流によって意識されることが多い。ぜひ外部からの見学者を受け入れ、外から見てサービスがどのように見えるか意見を聴いてほしい。システムとは実は、「外から観察可能な有機的な動き」と表現することもできる。そして「外から見えたこと」のよい部分を中心に内部で共有するとよい。たとえば「スタッフが笑顔で生き生きと動いていた」という外部からの感想を内部で共有すると、生き生きと動けているシステムについ

て各スタッフが何かを考えるであろう。外部からの意見は、内部メンバーのシステム感覚を育てる。もちろん外部の意見を参考に、システム上のマイナス面の共有と改善につなげていくことも重要である。

同じように、参考になりそうな外部の組織を、訪問見学することもぜひとも行ってほしい。そして訪問見学の報告会を内部で行ってほしい。「外から観察可能な有機的な動き」を報告のために記述するだけで、システム感覚を育てる貴重な機会となる。比較によって自分たちのシステムをふりかえることもできる。

3. システムを作る
―数年かけて取り組みたいこと―

事例や活動の検討の積み重ねの中で、長期的展望の中で取り組むべきことも少しずつみえてくる。それらを忘れず共有し続けることもシステム作りの中で重要な作業となる。

1）コミュニティネットワークを形にする

明日からできることや数ヵ月かけてできることに取り組む中で、知り合いやなじみが増えてくると思う。それらのネットワークを何らかの形にすることがこのステップである。形とは何でもかまわない。手書きの連絡網でもよいし、○○会といった集まりを定期的に開くことでもよいし、メーリングリスト（ML）でもよいだろう。そして大事なことは、それらを、コミュニティの中で何らかの役割を持つ「集まり」として位置づけることができるかどうかである。

つまり単なる集まりであればサロンや仲良しグループの域を出ないが（もちろんそのような会もたくさんあってよいと思う）、それらの集まりがコミュニティの中の課題に対して何らかの動きをみせるならば、それは**コミュニティネットワーク**と言ってよいと思う。

コミュニティの中で一定の役割を担う集まりにおいては、参加メンバーが急に活動をやめたり連絡が取れないということになっては困る。ある程度の

継続性と責任性が求められる。集まりの名前と連絡先、活動の内容がある程度コミュニティの中で情報共有される必要がある。このようなことが「**形にする**」という意味である。第Ⅲ章で述べた**在宅認知症ケア連絡会**は、そのような形にする作業を通して大きな活動に成長した一例である。

　最近はブログやホームページを用いて、会の存在を世界(！)に向けて容易にアピールすることができるようになった。会のパンフレットもパソコンを使ってきれいに印刷できる。専門家に限らずぜひメンタルヘルスに関するコミュニティネットワークを作ってほしいと思う。ただし持続性や責任性について、よく考えることが求められる。

2) メンタルヘルスの諸活動と連携する

　子育てにおいても、教育分野でも、非行矯正の領域でも、職場関連でも、高齢者領域においても、メンタルヘルスのテーマは関連してくる。たとえば、認知症の方への心理的支援は、家族支援と連動する。時には、中学校や高校における認知症に関する心理教育とつながる場合もある。児童と認知症の方との交流活動なども行われている。働く人が介護で葛藤を抱え心理的支援を求めてくることもある。つまり、認知症の心の支援システムを考える上で、他の分野の心の支援システムとの連携を考えたい。

　連携にもさまざまなスタイルがあろう。「すでにあるかかわりをチーム作りに生かす」(p96)といった明日からでもできるものもあれば、「外部のシステムと交流する」(p102)といった数ヵ月の期間をおいて目指されるものもある。ここで挙げる連携は、数年の単位で目標とされるフォーラムや連絡会といった類のものである。これらは、学術学会や職能団体の中で交流の場が作られることもある。

　しかし実際は、心の支援活動は細分化し同一職種内でのものとなる傾向が強まっている。たとえば、学校での心の支援活動に関して、臨床心理士、学校医、養護教諭、教科担当の教師と、それぞれ単一職種が組織する学術学会や研修会が行われることが多いと思う。それらの職種を横断的に考え活動報告や意見交換をする場は意外と少ない。専門家も同質性が重んじられる時代なのであろうか？

　メンタルヘルスを1つの分野に限らず横断的に扱う学会として、**日本精神**

衛生学会（http://www.seishineisei.gr.jp/）がある。この学会では、特定の分野の研究や実践報告のみではなく、幅広い分野の研究や実践活動の検討などを行っている。またこの学会では、心の専門家のみならず一般市民も同じ土俵で議論に参加できる。このような職種を越え、また分野を越えた学会は非常に貴重である。

3）成果を外部に報告する

　日本精神衛生学会に限らず、心の支援システムを研究会や学会で発表することは、システム作りにおいて重要と思う。どこかに発表する準備のために、システムを記述する必要がある。その記述に取り組むことで活動を客観的に眺めることが可能となる。また学会発表により、他の実践家がそのシステムを参考にすることができる。個別の事例報告と比べて、活動プログラム自体の報告は難しいので貴重である。

　システムやそれを構成するプログラムを報告書や冊子にして報告することもよいと思う。報告書であれば、活動で用いた資料や活動の振り返りを逐語記録することもできる。読み手にとってはややボリュームがあり過ぎるかもしれないが、その活動に強い関心のある人にとってはとてもありがたい資料となる。もちろん、活動を行っている当事者にとっても参考になる。

　システムはインターネット上で、ホームページやブログで報告することもできる。これらインターネット上での報告はリアルタイムで行うことができるし、写真等の映像を公開することも可能で、コメントをつけることもできる。ブログ等での公開は、数日の準備があれば可能であるが、問題はこれらのサイトを時々更新するなど維持することができるかどうかである。

　ところでこのようなITを利用した外部への報告を行う際に、科学性についてもぜひ意識してほしいと思う。これは心の支援活動の情報発信における倫理性として重要と考える。非科学的な支援や考え方が、ITを通して悩んでいる人の心をまどわす事態を起きやすくさせているのが現代の状況と思う。すべてを科学的に考えるべきと言っている訳ではない。科学的な批判精神を持ちつつ、情報発信を行うことが重要という問題提起である。

4) 制度の欠点を整理し提案する

　心の支援システム作りを進めていると、個人の努力や組織の変更では太刀打ちできない、社会制度上の欠点や不備などが見えてくる場合がある。これらについて、文句や愚痴を言うのみではなく、どうしていけばよいか対案を考え提案することに積極的にとり組みたい。もちろんそれらの提案は思いつきのレベルではなく、ネットワークの中で話し合い、練る必要がある。

　その際、社会制度の欠点や不備のみではなく、その制度の有効な面についても考えてほしい。すべての制度は、考案された時には少なくともすぐれている面があったはずである。それらも考慮しながら、現状での問題点を整理し、新たな提案がどのように有効な成果をもたらすかについてぜひ話題にしてほしい。現場の声は非常に貴重である。

4. システムを点検する

1) 5本柱による整理

　心の支援システムを点検するために、第Ⅱ章で示した5つのプログラムにて活動を整理することができる。私のかかわった5つの活動を、この5本柱で整理すると**表4**のようになる。

	A 予備校	B 専門学校	C 大学病院	D 大学	E 社
①個別支援	○	○	○	△	○
②コンサルテーション	○	○	△	▲	△
③集団支援	○	△	○	▲	△
④危機介入	○	○	△	△	○
⑤システム構築	○	○	○	△	△

表4　各活動でのプログラムの展開

○充分　△一部改善が必要　▲改善が必要
※C大学病院のみ著者が関与していた10年前の状況

この表は、あくまで私による主観的評価である。○は充分、△は一部において改善が必要、▲は改善が必要と、三段階で評価した。A予備校は、5つのすべてのプログラムにおいて充分に活動が進んでいると考える。B専門学校は、専門学校としてはもちろん心の支援サービスが行われていること自体ですばらしいことであるが、5つのプログラムの中では、学生や保護者への集団支援（心理教育）において、その実施が課題となっている。C大学病院においては、他科に対する精神医学的リエゾンは医師が担当し機能しているが、心理士のかかわる活動についてみると、コンサルテーションや救急など危機介入時の心理学的支援活動に展開の余地があったと考える。

D大学においては、心の支援活動は個別支援が中心となっており、コンサルテーションや集団支援など改善の余地が大きい。個別支援もかなり実施されている点は評価できるが、システムとして整備されていない。この点については、現在体制を整えつつあるところで今後に期待したい。E社においては、コンサルテーションや集団支援において、マンパワーが足りない状況がある。繰り返しになるが、あくまでこの評価は私の中での相対的な評価であり、これらの5つの組織が心の支援サービスを熱心にやっていることは、いくら強調しても強調し過ぎることはない。

2）11の軸での検討

また、心の支援システムをより吟味するにあたっては、この本で述べた11の軸に立ち戻ることが有益である。ここでもう一度11の軸を表5に示す。

これらの軸を参考にすると、サービスを評価するための問いが見えてくる。たとえば「個人支援のみならず集団を対象にしたサービスシステムは作られているか？」といった内容である。これらはリサーチクエスチョンとして考えてもよいであろう。たとえば、A予備校において、「心の支援サービスの量的展開はどのようになされているか？」を問うならば、A予備校では4月の前期開講時と9月の後期開講時に、心身健康チェックリスト（学生カード）に学生がチェックして担任に提出することになっている。このチェックによって、学生集団の何％が悩みを抱えているかをある程度把握することができる。たとえば集中困難の訴えは、前期開講時において約30％となっている。そしてチェックの中でも注意を要する項目にチェックしている学

	Ⅰ期（初期）	Ⅱ期（中期）	Ⅲ期（後期）
①個―集団		○	
②量―質		○	
③言語―非言語	○		
④身体―精神	○		
⑤病―健康	○		
⑥緊急―日常	○		
⑦科学―非科学			○
⑧専門―素人		○	
⑨同質―異質			○
⑩研究―実践			○
⑪守秘―共有	○		

表5　システム検討のための11軸

生については、担任が個別に声をかけ状態を把握することになっている。これが質的把握のためのかかわりである。このように量的と質的のシステムをある程度整備していると言うことができる。

　これらの軸は、コミュニティ活動を行っているベテランの実践家にとっては当然のように感じられることであり、日々の実践の中で考えている内容だと思う。ここでこれらの軸を示すのは、コミュニティシステムを早い段階からどうやって作るとよいか検討する上で有効であると考えるからである。これらの軸は、コミュニティ感覚とシステム感覚によってより洗練されることになる。またそれらを包含する対人支援のグランドデザインについては、第Ⅴ章で説明したい。

　なお表5では、活動が始まってからの発達軸を、Ⅰ期（初期）、Ⅱ期（中期）、Ⅲ期（後期）にわけ、そのどの段階で11の軸のどれが主要なテーマになるか○をつけて示した。これはコミュニティでの経験をふまえて考えたもので大まかな傾向である。活動が始まってすぐのⅠ期は、語られる言葉の背後にあることへの気づきや身体と精神の関係性、どこまでが病気かといった議論、緊急の対応、プライバシー保護の検討などがテーマとして大きく取り上げられやすいと思う。Ⅱ期は、集団へのアプローチやそれと関連して量的把握、専門家以外の人々の協力（素人性）なども主要なテーマとなろう。そ

してⅢ期（後期）になり活動が成熟してくると、同質性や異質性の検討や、支援の科学性（一般に受け入れられるものなのかも含め）の吟味、実践を研究としてまとめるといった視点もみられるようになる。

3) 時間軸を導入する

表5では活動を3段階に分けたが、心の支援システムを点検する上で、そのシステム作りに時間軸を含めた**予定表（ロードマップ）**を作製してみてはいかがだろうか。ロードマップ作りにおいてまず広い視点で何をめざすかという長期目標を考える必要がある。また、その長期目標をずっと先に置いた上で、とりあえず数年で達成可能な中期目標や数ヵ月が達成の目安となる短期目標を設定するとよいだろう。ロードマップといっても難しく考える必要はない。図19に示すように、四角を並べて左から右に項目を並べ、大まかな時間を書き込めばよい。これを皆で話し合うとより洗練されてくる。

たとえば11軸の中で、システム作りの上で取り組むことが有意義なものはどれかを考えてみる。日ごろから気になるので**秘密と公開**について考えようと決めるとする。秘密と公開に関係するシステム作りの上でどんなテーマがあるか考え、それを周囲の人と話し合い、長期的目標を設定し、その上でまずできることを検討するとよいであろう。それらを図19に示した。

①課題の抽出では、秘密と公開について、「面接記録の保管方法」「個別面接の内容を知りたがる組織上層部への報告方法」「担任の先生と情報をどのように共有するか」「面接記録の開示を求めてきた元クライエントへの対応」などが、とりあえず頭に浮かぶかもしれない。これらもふまえ、他のスタッフ（なるべく多職種を含め）と課題の共有や意見の聞き取りを行う作業が次の②課題の共有となる。

その上で、③長期目標の話し合いで、理想としては何を目指すかが検討さ

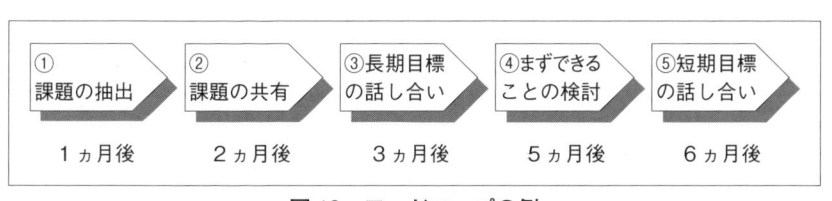

①課題の抽出	②課題の共有	③長期目標の話し合い	④まずできることの検討	⑤短期目標の話し合い
1ヵ月後	2ヵ月後	3ヵ月後	5ヵ月後	6ヵ月後

図19 ロードマップの例

れる。秘密と公開については、相談する人のプライバシーが守られることと、スタッフ間の適切な情報共有により質の高いサービスが提供されることを長期目標としてもよいかもしれない。その長期目標が充分に共有されたならば、④まずできることの検討が行われる。これもさまざまなアイデアを出すことができるであろう。「相談室を離れる時は、記録を机の上におきっぱなしにしない」といった自分の心がけに関することかもしれない。

それらも検討しつつ、⑤短期目標の話し合いがなされる。秘密と公開で言えば、「スタッフ間の情報共有のための連絡シート作り」でもよいし、「組織への報告書の充実」でもよい。**個人情報保護法**の勉強をしなければならないが「個人情報保護のための規定作り」に取り組む手もあろう。いずれにしても、これらの作業のロードマップを皆で共有し、システム作りの一環として行うことが効果的である。

このようなロードマップを作るにあたって、本章でふれたように、「①明日からできること」「②数ヵ月かけてできること」「③数年かけてできること」の3つが参考になる。①は「かかわりの変化」に関係する項目であり、②は所属している組織の変化をねらってのことであり、③は制度を変えるための項目と言うことができる。

このロードマップを作り何ヵ月か経つと、進んでいない実態が浮かび上がる。ここからが勝負である。その進みの遅れは単に時間が足りないからなのか、それとも何らかの障害があるのか、そもそもそのロードマップの項目設定自体に無理があるのか検討が重要となる。それらの検討を、限られたリソースの最大活用を考えながら話し合いたい。このようなロードマップ作りとその進行のチェックのために、外部評価機関の協力を得ることが本来は好ましいのかもしれない。しかし、このような形で動いてくれる外部評価機関は日本には現状ではほとんど存在しない。

4) システム評価と評価システム

ところでこの章で私が述べてきたことは、システムの評価という視点で整理することができる。すでに第Ⅲ章のプログラム評価のところでふれたが、評価には**ニーズ評価**、**プログラム理論の評価**、**プロセス評価**、**成果評価**、**効率評価**の5つがある。システムとは、プログラムの仕組みや組み合わせのこ

とであり、本章で述べていることを5つの評価の中で位置づければ、プログラム理論の評価とプロセス評価に該当すると考えることができよう。システム作りそのものをプログラムと考えれば、この章の「明日からできること」「数ヵ月」「数年」は、システムの成長プロセスの仮説理論であり、システム作りのプログラム理論となる。また、それらのプロセスを観察することで、プロセス評価を行っていることになる。システムの点検とは、そのシステムを理論的に吟味することを意味している。

　そしてこれらの作業は、活動全体の中で評価を行う仕組みを組み込みつつ行われることが重要である。評価が行われることで活動が微調整され、より質の高いものに変化することが目指される。その組み込まれた評価の仕組みを**評価システム**と呼ぶ。A予備校の活動での定例会はまさに評価システムとして位置づけることができる。また、組織内部での活動報告や学会や外部機関への報告も、評価システムとして位置づけることができよう。

　システム評価を行う上において、ニーズ評価を行うためのシステムをどのように構築するか工夫が求められる。A予備校で毎年実施している心身健康チェックリストは、ニーズ評価をシステマティックに実施している例である。一方、成果評価や効率評価についてはシステム評価の観点から考えるとなかなか難しいところがあろう。しかし実際には、経済的観点から効率評価について議論が必要となることは実際には多い。A予備校の活動でも常に経済的観点からの議論がなされる事態となった。心の支援活動システムを1つのパッケージと考え、その便益の計算を試算でもよいので実施する必要があるのかもしれない。

文献
1) 元永拓郎：学校心理臨床における「相談構造」試論―「治療構造」との比較検討―. 帝京心理学 7：27-42, 2003
2) 森　俊夫："問題行動の意味"にこだわるより"解決志向"で行こう. ほんの森出版, 2001

第Ⅴ章
システム作りのための日本の形
—これからのこと—

1. 人と人とのつながりをどう再生するか

　心の支援システムの主題の1つは、**個の分断**に対して**有機的個**の回復をめざすと言うこともできよう。特に近代社会になりさまざまな社会システムが個を分断するようになった。それらに対する人間回復のシステムとして心の支援システムがある。

　分断された個は、**コミュニティ感覚**を喪失し、孤立や孤独の深刻な影響にさらされる。近年の自殺者の増加や独り暮らしの方の孤独死は、その深刻な一面であろう。分断された個は、孤独への恐怖を背景として、一気にその時代のはやりになだれ込む危うさも持つ。流行を過度に気にかけたりその時代の好ましいと言われる価値観に極端に合わせようとする。

　それは、**同質性**への度を過ぎた傾倒であり**異質性**への寛容さの低下である。平たく言えば、さまざまな人との関係が減るほど、同じでないことへの不安が高まるといった感じである。日本人にはもともとその傾向はあるようにも思うが、個の分断はそれをより強化しているのではないだろうか。経済的には豊かさを実現したようにみえて、個の分断は加速している。個の分断は、社会的弱者の疎外感を強め、彼らへの福祉サービスの提供を困難にする。たとえばホームレスの人々に生活保護サービスや職業訓練サービスがうまく提供できない背景の1つには、こういった**心のバリア**とでも言うべき事

態が生じているとも感じる。

　これら分断された個を背景とする同質性への傾倒は、子どもの育ちにも大きな影響を与える。まず分断された個は、集団で学び合うことを避ける傾向にある。空気を繊細に読んで相手が不快に感じるかもしれないと思う領域には入らない。そのためか逆に、空気を読めない人に対して強い嫌悪感が集団的に発生する。自分が気を使っている分、なおさら腹が立つのだろう。空気を読まないという**異質性**に耐えられない。そのため**コミュニティストレス**も高まり、いじめの誘因にもつながっていくと思う。

　一方で子どもたちは集団の中での評価には直面しなければならない。学業成績であろうと運動能力であろうと、数字による一面的評価におびやかされる。そのため教育者は、自分を信じ自分の成長を信じなさいというメッセージを、子どもたちに個別に出し続けなくてはならない。数字による一面的評価に流される子どもに対し、それだけでない世界に目を向けようとする親や教育者の努力も、数字というわかりやすい記号の前に圧倒されていく。結局教員は、個別対応の中で本人の自信をどうささえ育てるか努力を続けなくてはならない。そのため学校はコミュニティというより、個別指導の束、または**個別対応のネット**という様相を呈する。この傾向は、大学にまで広がっている。大学においてさえ、システマティックな個別指導を強く求める社会になっていないだろうか。

　図20は、**大学コミュニティ**において、ある学生qくんが、さまざまな人と関わりながら生活していることを示している。コミュニティの中には**サブグループ**が形成される。バイト先サブグループ、サークルサブグループ、クラスサブグループなどである。その中に教員も含め学問を学びあうゼミサブグループも形成される。ゼミサブグループの中で、学生は教員に教えてもらうばかりではなく、調べて学生仲間に教えたり、特には教員にこんな資料がありますと教えたり、学びあう関係がそこにある。しかし、そのような大学コミュニティが変質している。

　図21に個別対応ネットとして、最近の学生の対人関係を示した。学生rくんは、他の学生やバイト先の友人、教員などど、個別または2，3名でのつながりはある。しかし、それらはサブグループといった多方面のかかわり合いがあるグループを形成しにくい。学問を前にゼミで教員と議論し合うと

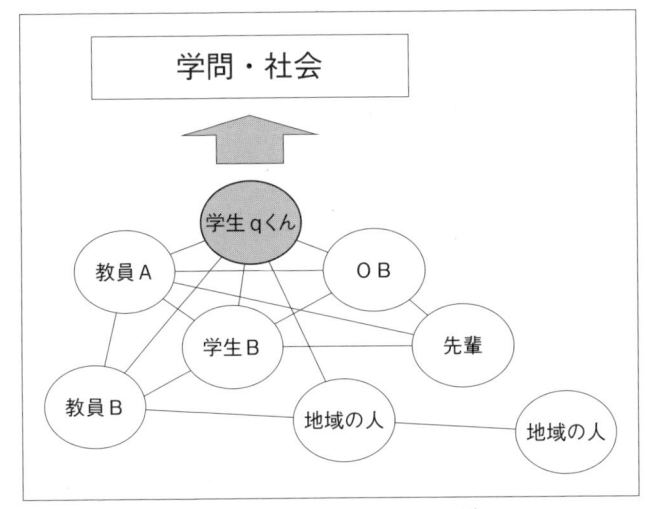

図20　大学コミュニティのモデル

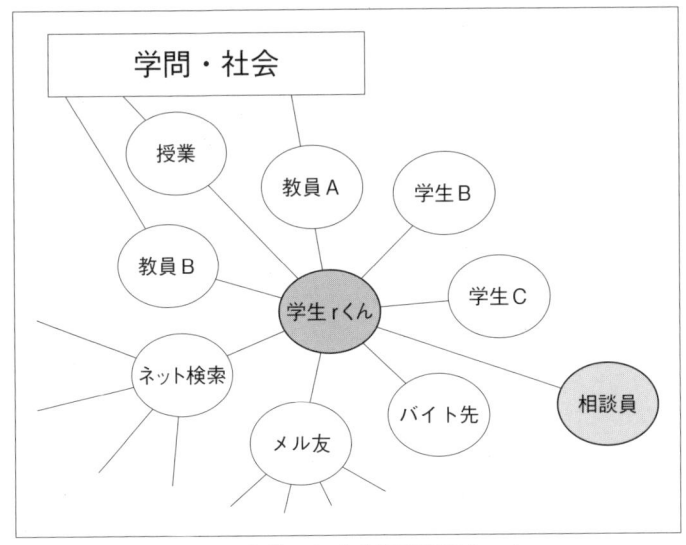

図21　大学における個別対応ネット

いう形になりにくい。学問は教員から教えてもらうものとなっているようである。

　サブグループは、お互いの相互作用があり主体性を発揮して成長するチャンスの場となる。一方で、**コミュニティストレス**が高まる場ともなる。その

ストレスを避けるために、個人同士でのつながりを形成し、個人とのつながりの束、すなわち個別対応ネットが形成される。そのネットは、携帯メールなどの IT 技術によって補強されている。教員も個人対応ネットの 1 人である。そのためゼミでの全体での議論が盛り上がらないことも時々ある。ゼミがコミュニティとして成立しないのである。

学生たちと研究室で個別に会っていると、生き生きと深い話まで教員にしていく。しかし、そのような個別で語り合う関係ができたような学生が、ゼミのような 10 名程度の集団になると、笑顔であいさつをするといった表情の変化も教員の前で見せない。集団の中ではなるべく目立たないようにといった態度である。近くに行って微笑みかけるとはっとしたように笑顔を返してくる。個別対応してほしいという大学生のニーズが高まっていると感じる。ましてや、小学生や中学生においてはその傾向が強いのではないだろうか。

教員による個別対応は、子どもがそれにひたってしまうと、自立という目標をめざし余裕なく突き進む世界となりやすい。コミュニティで違った価値観に接したり、仲間同士で悪さをしたり、大人の目や数字の世界から身を潜め、子どもだけの世界を楽しむ機会が減る。高塚[8]は、そのような「自立」重視の心の状態を要求する社会を**自己強化型社会**と呼び、その影響の 1 つとしてのひきこもりに着目している。中島[4]も時代の流れに乗り遅れまいとする不安にかられ進歩のみをやみくもに追求する心の歪みについて**進歩強迫症候群**と名づけ、現代のメンタルヘルスの大きな課題であることを強調している。目の前にある課題や子どもに対し親の期待する役割をこなすだけの子ども時代をおくると、「自分のやりたいこと」をじっくりと考える時間がなくなるであろう。

このようにある価値観（自立や進歩など）への過度な集中が、人とのつながりやコミュニティ感覚を縮小させる。その結果として、コミュニティストレスが増大し、そのストレスを回避するために個人は孤立し、結果としてますますある価値観（自立や進歩など）に集中するといった悪循環の社会システムが成立している。IT の発展は、メールやインターネットを通して、個人の孤立を一見防いでいるようにもみえるが、コミュニティ形成ではなく、表面的にしか知らない者同士の群れ（コミュニティではない個別対応ネット）が成立し、ある流行や強い価値観に一気に集中する傾向を助長している

ようにもみえる。

　社会システムは、心の健康を育み守る場合もあるが、心の健康を害する場合もある。会社組織は、本来は利潤追求を通して人や社会を豊かにするためのものであるはずなのに、その会社のシステムへの過剰適応を社員に求めることで、社員が過重労働となり精神的に疲弊する場合もある。学校の教育システムも、子どもを心身ともに健康になるように育むことを目的としているはずなのに、強い価値観に支配された学校のストレスがきっかけとなり不登校となる生徒もいる。

　このように社会システムにはプラス面とマイナス面の2面性がある。社会システムのマイナス面の影響をなるべく少なくすることが、心の支援システムの目的であろう。しかし心の支援システムには、もう1つふみ込んだ目的もある。それは、社会システムのマイナス面を少なくしプラス面を促進するようなシステム自体に変化を促すことである。たとえば、メンタル不調者が発生しにくいように、会社システムにおける残業管理のあり方について、会社の人事担当者と一緒に考えることも、心の支援システムの担い手の大事な役割と思う。

　このように考えると、コミュニティにおける心の支援システムは、社会システムに対するささやかな**修正システム**であると位置づけることができる。その試みはとても小さいものではあるが、このシステムは他の社会システムとの相性はよく好ましい連携が期待できる。身近なコミュニティにおける心の支援の実践が、コミュニティ感覚の回復に微力ながら貢献し、後に大きな力になることを願いたい。

2. 本人と家族ということ

　コミュニティにおける心の支援システムを考える時に、家族についても考える必要があろう。家族コミュニティが他のコミュニティに開かれ何らかの交流が行われることによって、家族自体がコミュニティ感覚を育む場として機能することになる。また、コミュニティストレスへの対処を学ぶ場としても家族が機能することになる。本来であれば、家族を超えた近所づきあいや

近い世代間の地域コミュニティの中でコミュニティ感覚が育まれ、コミュニティストレスへの対処を学ぶことも過去には多かったと思う。しかし現代の日本社会は、家族以外の場でコミュニティ感覚を育む学びの場がかなり貧弱なものとなってきた。

家族コミュニティをささえる社会のコミュニティが不足する時代となった。家族をささえるシステムとして、昔は、親戚、近所づきあい、地域のお店、お寺さん、その他の地域コミュニティがあった。学校の先生も地域コミュニティの一員であった。家以外にいろんな居場所が近所にあったなという幼い頃の感覚を、私自身何となく思い出すことができる。

しかし、これらの感覚はあまりにも当たり前のものだったので、私はそれをコミュニティとして意識することができなかった。同質性の中で周囲と一体化していたと言えるのかもしれない。私がコミュニティ感覚として意識したのは、すでに第Ⅲ章で述べたとおり、大学に入ってボランティアをしていた時であった。

一方、家族をおびやかす社会システムとしてさまざまなものが生まれてきている。子育ての**過剰情報**や**自立強化型**で**進歩強迫的**教育、親の忙しさ、介護ストレスなど、家族コミュニティは大きな脅威にさらされている。進歩強迫的価値観の中で育った親が、子どもの教育を進歩強迫的に押し進め、思い通りにならない子どもにいらだっている。そして、本来は家族をささえるはずの社会システムにその焦りや不信感をぶつける事態も生じている。たとえば、学校の子どもへの対応に不信を抱き、強い怒りや**イチャモン**に近い要求を学校にぶつける場合などである[6]。イチャモンは家族のコミュニティ感覚の希薄化と表裏一体の現象なのかもしれない。

イチャモンまではいかなくても、頻繁に電話連絡し子どもの様子を確認する親や子どもに対しどう対応すればよいか戸惑う親の姿が予備校でもよくみられる。親の不安が強いと、受験生の不安に過敏に反応し、結果として受験生本人の不安が増幅する。大学受験生くらいの年齢になると、そのような親の不安を遮断するために、親と距離を置いたり無視したりすることができる。これは子どもにとってはある意味健全な反応と言ってよいが、親にとっては拒絶と感じる場合もあるようである。子どもに拒絶され不安になった親が、学校に本人の様子をさぐりに電話をしてくるのかもしれない。このよう

な家族背景も想像しつつ学校職員は対応することになる。

　心の支援システムでは、当然のことながら本人の**自己決定**を大切にしながらも、家族との関係性や家族の意向を把握しながら支援を進める必要がある。未成年であれば、相談の契約において、保護者の了承が必要となるのが法律的な考え方である。しかし、中学校や高校でのカウンセリングにおいて、未成年である本人との**相談契約**（たとえば「週１回会いましょう」といったこと）を、保護者に許可をもらって始めることはあまりないであろう。中学生や高校生になると、ある程度本人の意向が尊重されることになる。

　しかし、中学生や高校生とのカウンセリングであっても、死にたい気持ちがあってリストカットや自殺未遂をしている場合は、保護者に伝えることなしにカウンセリングを続けてよいかどうか、かなり慎重に考える必要が出てくる。すなわち、このケースの**緊急性**をどう見立てるかということである。緊急性が高いほど、保護者への連絡が必要となろう。しかし一方で、保護者に連絡することで生じる**リスク**についても考慮する必要がある。「親に言うくらいならば死ぬ」と語る青年に、私は何人会ったことか。

　本人の自己決定が微妙となる場面に、認知症になった方への支援がある。たとえば、認知症と診断された 80 代の s さんは夕方になると用事があるといって強引に家から出かけようとする。妻が介護者である。通常は、「今仕度しているから待っていて」と伝え待っている間に忘れてもらうとか、少し外出に妻が付き合って少し時間がたったら「そろそろ食事なので帰りましょう」といって自宅に誘導するといった、認知症の忘れるという特性を用いての対応方法が効果的である場合もある。

　しかしそのような妻の対応ではうまくいかず、外出しようとするのを引きとめようとすると s さんは妻を突き倒したりすることもあった。介護者はくたくたになり在宅ではやっていけないと考え始めている。そのような時に、支援はどうあるべきか？　家族のために s さんの行動を抑えるタイプのお薬を飲んでもらう手もあろう。これは医学的対応である。施設への入所も当然考えるべきであろう。これは福祉学的対応となる。お散歩をプログラムに取り入れたデイサービスを利用する手もあろう。これも福祉学的対応である。妻の語りを充分に聴き大変さをねぎらうこともももちろん大切である。これは心理学的対応と言えよう。

大変な事例であればあるほど、このような複数の学問分野にまたがった包括的な対応が求められる。だが、もう一歩ふみ込んで考えてもらいたい。上記のような支援では、何か欠けていないだろうか。そう、家族のための支援になっており、ご本人ｓさんを中心にしてｓさんの気持ちを尊重する姿勢を、だんだん忘れてはいないだろうか？　もちろん最初は家族も支援者も本人のことを考えて動いていたと思う。しかし支援が進むにつれて、家族中心に対応が進んでいきやすいのが、認知症の方への支援の特徴ではないだろうか。

家族を充分ささえながらも、やはり本人の状態や気持ちを中心に考える姿勢が重要であることが、認知症ケアの世界でも強調されるようになっている。それを、**パーソンセンタードケア**ということにはすでにふれた（p88）。先ほどの外出し続けるｓさんでいえば、外出し続ける気持ちとはどんな世界なのか、それを考え感じ続けることが重要なのだと思う。そのことを、家族や介護・医療を含めたケアスタッフのチームが考え続けることが重要である。そのためには、ｓさんの生きてきた人生史についても把握する必要があるし、家族内の関係の歴史も知る必要があるかもしれない。それらの情報を少しずつ得ながらｓさんの気持ちをより深い意味で理解しつつ支援を進めることができるならば、マニュアル的ではないかかわりのあり方も見えてくるであろう。

3. 心の支援のグランドデザイン

心の支援はさまざまであり、かかわる職種も多様である。すでに述べたように、非科学的な心の支援もあるが、科学的な心の支援についての新しい展開についてふれたい。すでに第Ⅲ章で述べたように、心理学的支援について５つの観点からの統合を議論した。ちなみにこの統合は、支援を受ける本人（クライエント）の立場を最大限に尊重しながら、専門家側の支援のあり方を包括的に考えていこうという姿勢そのものである。

実はこの５つの観点からの統合は、医学的支援や福祉学的支援における心の支援に関連する部分においてもそのままあてはまるであろう。そこで、これらを統合的に考え、心の支援の**グランドデザイン**について提案したい（**表**

①学問間の統合（医学、心理学、福祉学など）
②学問内の各分野との統合
③プログラムの統合
④支援技法の統合
⑤個人と理論との統合

表6　心の支援のグランドデザイン

6)。これらの統合は、すでに臨床現場では自然に行われていることであり、ベテランの臨床家にとっては当たり前なことなのかもしれない。すぐれた実践家の方々にとっては、もうずっと前からやっている当然のこと、という意見も持たれるかもしれない。しかし、その当たり前や当然を言葉で表現することは意外と難しいものだとも思う。そこであえて、ここで言葉として整理をしてみたい。これらの統合を進めるプロセスにおいて、本人を尊重しまたコミュニティを重視し、科学性を有した心の支援サービスが可能になると考える。

まず①は、3つの学問における対人支援のあり方を、相互に比較し時に取り入れながら、心の支援の土台となる考え方をより深め、密接に連携しながら支援を行っていくことを意味する。マルチサイエンスとしての対人支援のグランドデザインが求められている。個別の学問のみを土台とした心の支援は、細分化された世界に視野を狭め、技法偏重なものに陥りやすい。医学、心理学、福祉学それぞれの対人支援の考え方を土台に「**生物－精神－社会モデル**」を理解し、コミュニティ感覚とシステム感覚を持った専門家が、本人の自己決定を尊重しながら、科学的かつ倫理的にサービスを展開することが、この**学問間の統合**によって目指される道である。

科学的対人支援のプロセスは、「**計画－準備－実施－評価**」が標準である。その中でも仮説を見立てることが重要となり、そのための**受理面接**が重視される。この見立てにおいて、各学問はそれぞれ異なった視点を提供する。それらを統合した見立てが、本人にとって最も有益な見立てとなると考える。なおここでは、心の支援に直結した3つの学問のみを挙げたが、その他、教育学、社会学、法学といった多様な学問が、統合において関係することを強調しておきたい。ただし、この学問間の統合は、学問自体の統合を目指すも

のではなく、対人支援のあり方に関連する学問的考え方に関する統合という意味である。逆に言うならば、対人支援の実践の中で、学問のあり方自体を厳しく問う姿勢と言うこともできよう。

　②については、医学、心理学、福祉学それぞれの学問において、心の支援が学問の中でどのように位置づけられているか、またそれらが学問内の他の分野とどのような関係にあるのかについて検討することを指す。心理学においてすでに第Ⅲ章で述べたとおり、心の支援は臨床心理学が中心的に担い、他の心理学には生物学と親和性が強いものや社会の分野と関連の強い分野があることを示した。臨床心理学がそれらの分野とどう交流していくかが課題となっている。

　医学においては、心の支援を担う分野は精神医学や心療内科学が中心であろう。精神医学が他の医学分野とどのような関連をしつつ発展しているかについて、充分な検討が求められる。たとえば、認知症への心の支援は、老化にともなう身体管理も重要となるため、精神医学的観点のみならず内科も含めた全人的支援が重要となる。繰り返しになるが、本人を尊重した心の支援を展開しようとするならば、学問はかならずその内部の各分野が統合しながら展開することになるであろう。

　福祉学も、個別の対人支援や、児童や障害者、高齢者といった対象別の学問、地域コミュニティへのかかわり、政策や制度など、さまざまな分野に分かれる。心の支援という観点から、これらの諸分野がどのように連動していくかが課題であろう。特に精神保健福祉学は、精神障害者を主な支援対象としてスタートした学問であるが、精神保健という考え方にも基づきながら、精神障害者だけではなくさまざまなコミュニティを対象とした学問である。そうすると、コミュニティ支援を本筋とする社会福祉学との統合的展開で得られることは多いと思われる。

　なお最近の心の支援の実践と学問との関係として、法学の分野について少しふれたい。法学の分野でも、弁護士による法律相談において心の支援を配慮しながら行うことを重視する考えが、**リーガルカウンセリング**として示されている[5]。このリーガルカウンセリングにおいても、心理学や他の分野の考え方を導入しつつ、受理面接の重要性を考え、諸学問分野の支援との連携を重視するようになってきている。このリーガルカウンセリングの法学の中

での位置づけは、法律相談の利用者へ配慮する総合法律支援法の施行もあり、重んじられる方向である。私は、弁護士が法律という観点からのシステム感覚を発揮してもらい、心の支援システムの一翼を担ってもらえればと大いに期待している。特に緊急対応など**リスクマネジメント**が求められる分野において、弁護士の先生にシステム構築や運用にかかわってもらえれば、どんなにサービスが充実することか。弁護士の方に地域におけるコーディネーター的役割を持ってもらえればと強く願う。

③に示すプログラムの統合とは、(1)個別支援、(2)コンサルテーション、(3)集団支援、(4)危機介入、(5)システム構築の5つのプログラムを統合的に考え展開することである（表1、p25）。この5つの柱を有機的に展開する心の支援システムが、コミュニティのニーズに対応する有効なものと考える。心の支援がともすると個別支援にとどまる傾向にあることに注意をむけながら、集団全体へのシステム的展開を、グランドデザインの1つとして描く必要があろう。

このプログラムの統合については、福祉学の分野が進んでいると思う。やや荒っぽいあてはめ方をしてしまうが、福祉学では、**ケースワーク**（個別支援やコンサルテーションなどに該当）、**グループワーク**（集団支援などに該当）、**コミュニティワーク**（集団支援やシステム構築などに該当）など、プログラムを有効に組み合わせての支援展開が精密に議論されている。

ところで、科学的な心の支援の発展は、その技法の**細分化**を生む。**心理療法**が多彩な学派に分かれたことはすでにふれたが、医学においてもさまざまな技法が提案され、その効果のエビデンスの検証への取り組みがなされている。福祉学においても、児童福祉領域の支援技法、精神障害者への支援技法、高齢者への支援技法などが、その各分野において洗練されてきている。しかしこれらの動きが、**技法偏重**の風潮を生んでいることも否めない。

④に示す支援技法の統合とは、この技法偏重を乗り越え実践を洗練化するための考え方である。さまざまな支援技法の長所や欠点を理解し、支援を受ける本人にとって一番適切なかかわりとは何かを柔軟に検討する。時にはある分野の専門家がかかわらない選択をし、別の専門家に上手に紹介することも考える。すなわち技法の土台にある**本人の尊重**という考え方を大切にし、**専門性**に対する批判的精神（すなわち専門家が常に正しいとは限らない）を

持ち、技法に酔うことで真実がみえにくくなる危険性や抱え込んでしまう傾向への思慮を深くすることである。

⑤は、個人の資質や経験の蓄積が、**臨床理論**からどのような影響を受け、個人の体験や考え方と理論とをどう統合していくかということである。心理学的支援においては、第Ⅲ章でふれた通り、臨床に対する個人の考えと臨床理論との関係がテーマとなった。医学的支援においては、**エビデンス**と実際の患者さんの**語り（ナラティブ）**との関係が、どう統合されるかが重要となろう。福祉学的支援においては、社会によって決められたプログラムと自分が行いたいかかわりとのギャップにどう整合性をつけるかが重要となる。

繰り返しになるが、このような心の支援のグランドデザインは、ベテランの臨床実践家にとっては自然に行っていることなのかもしれない。その自然に身につけていく臨床の知を意識することで、学問間の垣根を取り払い、多職種間の理解や協働を促すことが期待できると思う。学問のさまざまな分野の知見を取り入れ、本人にとって最も有益なかかわりを考えるという姿勢とも相性がよいであろう。心の支援をめぐるそれぞれの専門分野の**異質性**をみとめ協働しようという考え方ともつながる。一方で、このような包括的な専門性に関するデザインは、専門家主義や権威主義に陥りやすいことにも注意が必要である。この点も複数の学問がお互いに関係しあうことで、相互の指摘や批判が適切に行われ、支援がよい方向に展開できるかと思う。**素人性**を重視した本人中心のかかわりという理念が重要であろう。

4. 専門家をどう供給し質を維持するか

　心の支援には多彩な人々が関与し、専門家以外も重要な役割を持つ。それらを充分に理解した上で、専門家には何が求められるのであろうか？　金沢[1]は、業務の一般原理や高度な訓練、倫理性、公共の利益促進などを、専門家に必要なものとして挙げている。将来にわたって学問的科学的裏づけを有した専門家を養成し、国民のさまざまなニーズに応じられるようにするためには、どのような育成および供給システムが求められるのであろうか。

　医学、心理学、福祉学それぞれを基盤とした、中心となる心の支援の専門

①全国一律のサービス提供
②一定のサービスの質の確保
③倫理性の確保
④養成教育システムの全国的な整備
⑤生涯教育システムの整備
⑥他職種との連携
⑦国家的な対人サービスと連動
⑧上記に対する説明責任

表7 対人援助職の国家資格に求められる事項

家を挙げると、医学では**精神科医**、心理学では**臨床心理士**、福祉学では**精神保健福祉士**となろう。精神科医は国家資格の医師であるとともに、精神保健福祉法で定める精神保健指定医かそれを目指している医師と言ってよいであろう。精神疾患の治療を行うエキスパートであり、精神保健活動の担い手ともなる。他に心療内科医も心の支援を担う医師となる。精神保健福祉士は、福祉学を基盤とし精神保健福祉に関する活動を行う専門家である。国家資格として定められ、主に精神障害を有する人の地域支援を行う。

これら2つの職種が国家資格なのに対して、臨床心理士は文部科学省が所管する財団法人の認定資格であり、国家資格ではない。医学、心理学、福祉学に基づく総合的な心の支援システムを構築する上で、心理学に基づく対人支援職の国家資格化、すなわち臨床心理学に基づいた心理職の**国家資格化**が強く求められる。

対人支援職の国家資格は、**表7**に挙げた理由が必要となった場合に考慮される点は、ほぼ同意できるのではないかと思う。全国一律の一定レベル以上の質のサービスの供給を行い、将来にわたってその質を維持し続け、高い倫理性を有することが必要である。そして、それらの人材を養成する教育システムが整えられると同時に、資格取得後も生涯研鑽を積むことが求められる。他の関係職種と充分な連携をとり、国家的な諸政策に協力し、国民に対して活動の説明責任を果たし、心の支援活動を展開することも必要となる。

心理学の資格に対して、医学領域だけで国家資格化すればよいのでは、という意見がよく出されることがある。しかし、心理学は医学とは異なる歴史

と思想的基盤を持った学問である。医学限定とする学問的根拠はそこにはない。医学領域で国家資格化が最も求められているからという意見もあるが、決してそんなことはない。教育領域でも、司法・矯正領域においても、産業領域でも、もちろん福祉領域でも、国家的な諸政策の遂行上、質の高い心理士の活動が求められているのが現状である。

　心の支援のどの分野であれ、どのコミュニティであれ、臨床心理学に基づいた支援を行う際その土台となる考え方は共通している。また、心理学的問題は、医療分野で把握されても、教育が絡んだり、司法・矯正が関与したりするものである。たとえば虐待を受けた児童のケアが、医療＋学校（担任）＋児童福祉＋司法（警察の関与）という風に領域を越えて広がることはまれではない。そしてその広がりに充分対応できる心理学の実践家が求められているのである。複数の分野にわたる横断的な知識と経験を持つ臨床心理職の存在が、いかに国民のためになることか。

　そのような心理学に基づいた対人支援職は、心理学に基づきながら、科学性や実践性をかねそなえた職種であることが求められる。ここで、心の支援の専門家が陥りやすい考え方について少しふれたい。まず、科学的立場に寄り過ぎて臨床からの知を限定的にしかとらえないと**科学支配主義**に陥るであろう。エビデンスのみを根拠に臨床を行うとこの立場に陥りやすく、関係性への細かな配慮や柔軟性といった重要な視点が欠落しやすい。同じく過去の臨床理論に影響を受けすぎ、その理論通りにかかわることを目指す立場を、**臨床理論主義**と呼びたい。これらは時に臨床理論にある技法の適用のみに関心がある立場ともなる。これらは、大きな価値への傾倒によって、クライエント本人への気づきが弱まっている状態である。勉強熱心な専門家が陥りやすいので注意が必要である。

　このあたりの陥りやすいいくつかの主義については図16に項目を追加して**図22**に示した。これは臨床心理学に基いた専門職を中心に述べているが、心の支援という意味ではすべての専門家養成にかかわることと思う。個人経験知のみを重んじる臨床姿勢は、**感性至上主義**に陥りやすい。感性のみでかかわると一貫性や客観性が欠落しやすい。これらを防ぐためにもチームやさまざまな場での事例検討が必要となる。事例検討の重要性についてはこれまで何度となくふれた。ところが、この検討が仲間内の狭い考えにとどまる形

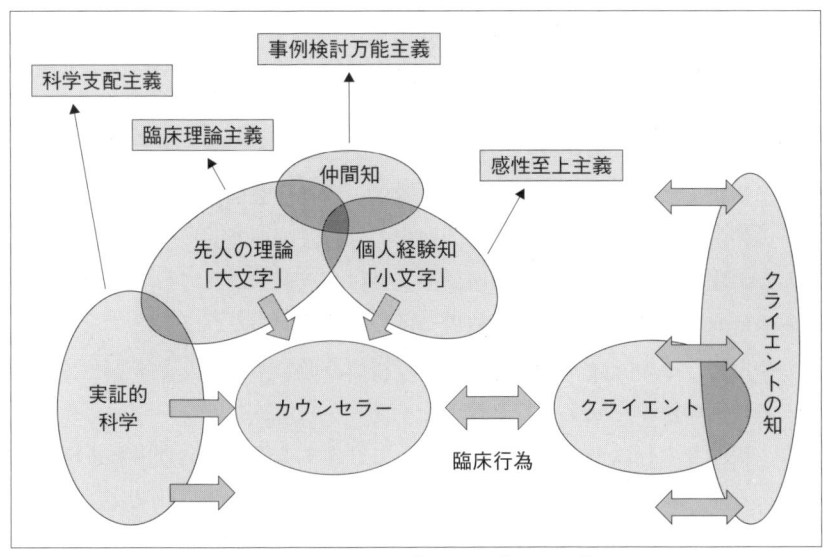

図22　実践を妨げるさまざまな主義

で展開されると、その仲間内で一番声の大きい人の意見に従う集団になってしまう。そうなると**事例検討万能主義**となりかねないので気をつけたい。

　これらの主義はやや極端なものを示しているが、心という目にみえにくい奥深い世界をあつかう専門職の陥りやすい姿勢と思うためここにあえて示した。これらの極端な姿勢に陥らないためにもさまざまな職種がかかわる支援システムが重要となる。また、これらの極端な姿勢に専門家を追い込まないための仕組みともいうべき**生涯教育システム**が、専門家集団には絶対に必要となる。生涯教育システムの標準的なものを整備し国民に公開するためにも、**国家資格化**が重要となる。繰り返しになるが、国家資格は国民のために作られるものであり、国民が利益を受けるためのものである。決して国家資格の専門家が自らの利益だけを主張するような権益集団となってはならない。

5. 法律をどう整備するか

　ところでこの本で述べてきたメンタルヘルスサービスについて、法律上で

はどのようにふれられているのだろうか？　実は驚くべきことに、メンタルヘルスサービスが必要ということを広く明文化した法律は日本にはまだ整備されていない。憲法から述べるならば、基本的人権の保障の1つとして、メンタルヘルスサービスが位置づけられよう。ところが、メンタルヘルスサービスにあたる**精神保健活動**に類する言葉は、**精神保健福祉法**にしかみられない。この法律では、国民の「精神的健康の保持及び増進」についてうたっているが、実際には精神障害者の医療や支援に力点がおかれており、メンタルヘルスサービスの基本法という位置づけには至っていない。

　そのため、心の支援サービスについて法律を通して描こうとすると、分野別、職種別の法律を収集して全体像をイメージしなければならない。その作業は、縦割りの行政や法律体系を横断して整理する作業であり困難を極めたのであるが、我々は多数の専門家の協力を得て、「心の専門家が出会う法律」という本を出版するに至った[7]。この本を編集する過程でわかったことだが、心の支援に関連する法律は110本以上にわたった。

　医療や福祉はもちろんのこと、教育や職場、司法・矯正など、多彩の領域に関する法律や、災害や事故、守秘義務、倫理など課題別の法律が、その実践上の必要性から整備されてきている。そしてそれらを束ねる心の支援に関する基本法的な法律が求められているのだが、それがないのである。

　そのような法律は必要ないという考え方もあるであろう。果たしてそうなのか？　心の支援は、さまざまな領域にわたり、それらを横断的にまたいだ対応が必要となることは、これまでにも何度もふれてきた。しかしそれらを含んだ基本法にあたるものがないために、社会全体で取り組むという姿勢ができないでいる。

　たとえば自殺対策も重要だと言われながら、しばらく厚生労働省という一省庁の管轄という域を出なかった。それがようやく**自殺対策基本法**が制定され、内閣府が所管となって全省庁をあげて社会全体で取り組む位置づけがなされた。そして具体的な計画策定と対策が進んでいるか実際に具体的にチェックする組織（自殺総合対策会議）も作られた。

　精神保健福祉法は、国民の精神健康の保持及び増進をうたっている法律である。しかし、もともとの枠組みが「精神障害者の医療および保護」からスタートし、精神障害者の福祉が追加されたという経緯がこの法律にある。国

民の精神保健と言いながら、学校での心の支援、自殺の予防や自死遺族のケア、職場のメンタルヘルスといった、各コミュニティでの生活に密着した部分での対策まで広げていきにくい構造になっている。

そこで、改めて心の支援に関する基本的法律の整備が必要ではないだろうか？　もちろん法律を作ればそれで万事 OK と言っている訳ではない。心の支援システムが有機的に連動し、そこで働くスタッフがそして何より心の健康を大事にしたいと考える国民にとって、より実効性の高いシステムが必要である。私がこの本全体で論じている心の支援システムや先の項で論じた心の支援のグランドデザインは、**心の支援基本法（仮称）**といった法律によって、社会システムに有効に組み込まれ国民に利益をもたらすのではないかと思うが、いかがだろうか？

法律という形が難しいとするならば、地方公共団体で制定できる**条例**という形は作れないだろうか。と考えていたところ、神奈川県平塚市が「平塚市民のこころと命を守る条例」を 2008 年より施行していることを知った。この条例は自殺対策を中心にすえているが、自殺対策も実際は、心の支援全般の活動につながってくることになる。このような条例と実際の地域活動が効果を挙げることになれば、全国的に広がり、心の支援システム作りが推進されることになると思う。

しかし、条例のみでは充分ではないとやはり思う。自殺対策基本法という基本法が定められたことで、国の対策がまず整備される方向に進み、それを受ける形で地域での対策（ここで言う平塚市の条例）が位置づけられる構造が大切である。そして何よりも、法律や条例が具体的にどのような施策や活動につながっていくか、そこが最も重要である。

2009 年には青少年の育成に焦点をあてた、**子ども・若者育成支援推進法**が制定された。この法律は青少年の育成について省庁をあげて総合的に推進することをうたっている。この法律とも関連する形で心の支援基本法が作られると、心の支援がより包括的で効果的なものになるのではないだろうか。

同様のことが、認知症に対しても言えると思う。認知症への支援も、医療、福祉、心理のみならず、次項で述べるまちづくり、教育、交通安全、犯罪被害など、多様な分野にまたがって行われる必要がある。それらを総合的に推進するための**認知症基本法（仮称）**といった法律と総合的施策が必要で

はないだろうか。

6. まちづくりの視点

　心の支援基本法は支援システムに関する提案であるが、心の健康の増進のもっとも重要なポイントは、コミュニティをどう充実させていくかということである。コミュニティの中のネットワークの1つとして心の支援システムも機能するが、**コミュニティ作り（まちづくり）**は、さまざまな分野で行われている。しかし個々の分野において、それらが別々に行われている傾向にある。

　心の支援システムは、他のまちづくり活動すべてに関係し交流するシステムになりえるのではないだろうか。たとえば、経済（商店街の活性化）、環境（自然環境や繁華街の環境）、安全（交通や犯罪防止）、食（豊かで安全な食事）、育（子育てや教育）、老い（高齢化や認知症ケア）、健康（体力づくりや医療）といった、まちづくりの重要なテーマに心の支援システムは密接に関与できると思う。まちづくりの各分野と関係する可能性のある心の支援の分野とその一例を**表8**に示した。

　これらのテーマにおいて、住民参加を中心としながら、心の健康に関する理解を得ると同時に、心の健康の保ち方について住民からお知恵をいただくといった形の展開が、まちづくりにおいて重要だと感じる。すなわち、心の支援の専門家が住民を教育するという立場ではなく、むしろ住民の皆さんからさまざまな生きる知恵を教えてもらうという姿勢である。心の健康の保ち方は千差万別である。特に②環境や④食に関するメンタルヘルスの保ち方については、住民の皆さんの方が詳しいのではないだろうか？　まさに**素人性**が発揮される分野と思う。

　このようなまちづくりは、住民参加そして継続性が重要となる。また行政の何らかの支援も必要である。ある強力なリーダーのもとでまちづくりが始まっても、そのリーダーがいなくなると継続しないのでは残念である。やはりまちづくりの**システム**がここでもテーマとなろう。心の支援システムを作るにあたってのさまざまな経験は、ここで生かされるかもしれない。できれ

①経済	―	職場のメンタルヘルス、失業者対策、アルコール依存対策
②環境	―	自然との交流による心の豊かさ
③安全	―	交通事故被害者や犯罪被害者のケア、DVケア、自殺対策
④食	―	食の豊かさとメンタルヘルス
⑤育	―	子育て支援、児童虐待への対応、スクールカウンセリング
⑥老い	―	高齢者の社会参加支援、認知症ケア、高齢者虐待への対応
⑦健康	―	心身のバランスのとれた健康増進、精神疾患の予防

表8 まちづくりと心の支援システム

ば、法律や条例の制定といった形でのシステム展開も考えたい。

認知症のケアは、認知症の方の数の多さ（200万人を越える）と、誰もがその状態となる可能性があるという意味で、まちづくりとして対応すべき必要性が高いであろう。実際、「認知症の方が安心して暮らせるまちづくり」の活動が、各地で行われている。認知症のテーマは、**表8**で挙げた③安全（認知症の方の転倒や交通事故の予防）や⑥老い、⑦健康（認知機能を保つ健康）が関係する。また、介護者の経済的精神的負担や世代間交流を考えると、①経済や⑤育も関連しよう。②環境や④食も当然関係する。認知症への対応が、今後の日本のまちづくりの展開において重要な視点となっていると感じる。第Ⅲ章でふれた**在宅認知症ケア連絡会**や**認知症BSAP研修**は、これらのまちづくりを意識した活動である。

認知症の方にとって住みやすいまちづくりに関しては、医療や介護の連携や市民ボランティアの育成など人と人のネットワークといったソフト面のみならず、景観への配慮や道路整備、公園整備、居場所の確保といった物理面（ハード面）についても、検討が進められている[3]。ハード面の検討を進めると、認知症の方だけではなくすべての住民にとって住みやすいかという考えも必要となり、ユニバーサルデザインのあり方を、身体障害にとどまらない包括的な視点で提供することになっている。また、ハード面への取り組みは、10年20年、時には半世紀をかけた長期的な展望のもとで行われることになる。50年後、100年後を見通したまちづくりのために、我々はまずはどこから始めるかを考えたい。

7. コミュニティとしての大学の可能性

　ここ数年の大学生を見ていて、とてもまじめになったと思う。授業での私語がずいぶんと減った。ゼミ生とも話をしていて思うのだが、彼らの中には本物志向というものがある。本物をみつけて感動したいという欲求を学生の中に感じることも少しずつ増えてきた。しかし、そのためのコツコツとした地味な努力は苦手である。あまりにも完成度の高い作品（ゲームやDVD、インターネットのコンテンツ）を手軽にみることができると、コツコツがあまりにもかけ離れた世界にみえるのだと思う。

　そのような学生たちの一部は、ゼミへの積極的な参加、部活やサークルでの活動、アルバイトでの活躍、ボランティアとしての社会参加など、コミュニティに主体的にかかわり、何かを感じつかむ体験をしている。そこには苦労や大変さもあるが喜びもあり、人間的成長もあるであろう。

　一方で、そのようなコミュニティに出会えなかった学生の一部は、なんとなく授業に出て、なんとなく1日を過ごすという生活を送ってしまうことになる。それでも学問を学び音楽や趣味の世界に満足を得られればよいが、単調な生活に意欲をすり減らす学生も存在する。中には将来への就職などに不安や焦りを感じ、勉強に集中できず、欠席を続け自室にこもってDVDをひたすら観ているという学生もいる。コミュニティでのつながりが得られない中で、大学生の不登校、単位不足、留年、中退といった展開につながる場合もある。

　D大学では学生がそのような2極分化の時代を迎えていると思う。そのような中で、就職戦線は厳しさを増し、入学早々から就職を意識した授業も求められるようになった。また社会が求める人材を育成するための機能が大学に要求されている。卒業後社会人として働く上で必要な知識や技能の習得にあわせ、「人間力」「**社会人基礎力**」の育成が大学に求められるようになった[2]。それは経済産業省によると、「前に踏み出す力（主体性、働きかけなど）」「考え抜く力（課題発見力、計画力など）」「チームで働く力（発信力、傾聴力など）」などであるという。

　そのために、帝京大学でもライフデザイン演習という社会人基礎力養成の

ための科目を、大学1年生時に少人数（ゼミ）形式で行うようになった。我々心理学科においては、1学年で2ゼミを履修する方式をとって、これら「なんとか力」育成のために努力を進めているところである（p55）。

　ところでふと思うことがある。この「なんとか力」を大学教員（私）自身が充分に持っているのだろうかと。少なくとも私が大学生だった時には、たとえばボランティア活動において、課題発見どころか何が課題なのかわからず模索していたと思う。たしかに主体的であったような気もするけれど、そのために施設職員や仲間には私はずいぶんと迷惑をかけた。授業なんてまじめに聞いていなかったし、何名かの教員のことはばかにしていた（若気の至りだが）。

　そう思うと、私が「社会人基礎力」を前面に出して学生に教えることはどうも誠実でないような気がする。そもそも私は「主体的になれずだらだらしてしまう心境」や「マイナスにぐるぐる考え、考えているのかそれともごまかしているのかわからない心理」「人とつながっているようでつながっていない感じ」「時々圧倒され悩まされる孤独感」「自分の存在が希薄で不安感に圧倒される感覚」といった思春期からの自分の闇の部分に向き合っていた。そして、それらの体験に向き合おうという気持ちもあってメンタルヘルスの分野に来たのだと思う。つまり私は、「社会人基礎力」を持てずに悩んでいる心理に関して詳しくありたいと思うし、その支援の専門家でありたいと思っている。

　そのような思いなので、学生とは「社会人基礎力」をなかなか持てない心理について語り合いたいし、「人間力」に少し欠ける人間がこの厳しい社会をどう生き抜いていくかを、話し合いできればと考えている。もちろんこれは、心理学を学ぶ立場だからできる部分が多く、法学や経済学を学ぶ分野では難しいのかもしれない。しかし、法学であれば、罪を犯す「人間の性（人間らしさ）」について話し合えるのではないか。経済学であれば、環境破壊や貧困とどう向き合うかといった切実な課題について、自分の中にある弱さも含めて話し合えるのではないだろうか。

　そして、それらの弱さを表面的でなく話し合えるのは、お互いに弱さを持った不完全な人であるという共通理解があるからであろう。そして不完全さの共有の中で相互作用が生じる場が、**コミュニティ**なのではないだろうか？

そのようなコミュニティでは、さまざまな人がいて多彩な意見があるという**異質性**を尊重する共通認識が求められる。そして異質性をより追求するために、大学以外でのさまざまなコミュニティへの社会参加が学生ならではの貴重な経験となろう。

　最近、大学外での体験を重視し学校や企業に対するインターンシップ制度というものがある。これは、小学校や中学校での生徒とのふれあいや会社での仕事の補助に対して、評価をしてもらい時には大学の単位が認定されるという仕組みである。これは大学生の社会参加をシステム化する方法であり、ある面では評価できると思う。しかし本来の社会参加とは、あまりシステム化されていないコミュニティに参加し、もまれていろいろと刺激を受けながら仲間と語り合いつつかかわっていくのではないかとも思う。システムは、受身で乗っかるのではなく、自分で作ったり改良していくところに一番の醍醐味があるのだと思う。それを学生時代に体験してほしいと私は切に願う。

　つまり、「なんとか力」をつけるためだけであれば、それは社会適応人養成にほかならず、塾でよいのでないか。大学は社会適応人養成のみならず、教養人養成を目指すべきなのではないか。社会適応人は社会システムに対しては従順であり、社会から与えられた使命を果たすことにエネルギーを集中させる。しかし教養人は、社会システムを絶対視せず相対的に考え、時にそのシステムに疑問を感じたりする。そして社会システムの欠点を補うために主体的なかかわりを起こすのだと思う。そのような教養人は、大学内の、素人と専門家の交錯するコミュニティにおいて育つのだと思う。

　もちろん、「なんとか力」が必要ないと言っているのではない。その「なんとか力」が、企業活動や経済活動のみを念頭において作られている点に疑問を感じているのである。経済活動も重要であるが、コミュニティ感覚を有したより広い意味での**社会参加力**を考えるべきではないだろうか。そして、その社会参加力を、大学においては**教養力**と言ってよいのではないかと思う。

　大学において、地域コミュニティとの交流が注目されている。D大学心理学科においても、学生ボランティアとして地域の心の支援活動に参加することを推奨している。たとえば、大学3年生のゼミにおいて、小中学校での学生ボランティアや高齢者や障害者への施設でのボランティアへの参加を通し

て、体験的に心の支援に対して学ぶ機会が作られている。このような学生の地域コミュニティへの参加は、学生間の交流も促し、大学コミュニティの再生にも役立っているように思う。大学コミュニティと地域コミュニティが相互に刺激しあい、よい形で発展することを願い活動を進めている。

8. 心の健康ははてしない夢なのか

　心の健康の向上を目指す心の支援システムについて私なりの考えを語ってきた。そのシステムには、個人を扱いつつ集団を把握し、精神面のみならず身体面にも配慮し、病を扱いつつ健康もめざし、という風に11の軸に示されるような柔軟な視点移動が必要と考えた。そしてシステムを構成する具体的方法が5つのプログラムであり、そのプログラムの統合的な展開が重要となり、統合という点で言うならば、学問間の統合や学問内の統合といった5つのレベルでの統合が求められ、それらが本人の尊重のもとに行われる、ということを述べた。

　システムはもちろん重要であるが、何よりも大切なのは、そのシステムを**担う人**である。その担う人々が、**コミュニティ感覚**を持ち、**システム感覚**を有し、**コミュニティストレス**を引き受けていけることが、非常に重要である。そのような人材が、職種や職域を越えて育ってほしい。それは、はたして可能なのか、それともはてしない夢のまた夢なのか。いや、人材は確実に育っていると私は思う。個別の支援はとても大切にしながら、しかし個別以外のさまざまな活動をできる範囲で行い、それらの活動がまた個別支援を充実させるというよい循環に気づくこと、その実践の醍醐味に気づき歩んでいる専門家がたくさんいると信じたい。

　それは、木を見て森を見る精神と言ってもよいし、一石二鳥の精神と言うこともできるかもしれない。豊かな社会システムを真の意味で豊かにするために、心の支援システムを理解し自分のペースで専門家にはかかわってほしい。まずは自分にできる一歩を、さまざまな意味を持たせつつ行っていけるとよい。

　すでにシステム作りの一歩を進めている方々には、すでにできていること

をもっと語り、それを次の世代に引き継いでほしい。システムはできてしまうと、空気と水と同じようにその存在の重要性に気づかなくなるものである。システムを作る時の大変さとその醍醐味を、どんな小さなことでもよいので、ぜひ生々しく次世代に語ってほしい。そこに本物があり、若者はその本物を求めているのだと思う。何度も繰り返すが、システムはその継続性があってこそシステムとなるのである。そして引き継いだ人は、ぜひ今のシステムに満足せず、それをより現代的なものに、支援を受ける本人を尊重するものに改良してほしい。システムは必ず古くなる。それを改良することによって、よりよい心の支援が続くことを祈りたい。

ところで、いま**祈り**という言葉がでてきたので、祈りについて少しふれたい。人が祈る時、それは神であれ自然であれ、人に対してであれ、何かに対する強い関係を求めていると思う。何かとの関係の中に自分が包まれたいといった感覚かもしれない。たとえば子どもが大好きなお母さんが病気になった時に、大好きなぬいぐるみに祈ることもあろう。その祈りは、大好きなぬいぐるみとの密な関係の中だからこそ、その子は心をこめて祈ることができるのだと思う。青年が求める本物への感動も、何かに対する強い関係を求める祈りの感覚に通じると思う。

このような祈りにともなう関係空間にいる感覚こそ、**コミュニティ感覚**に実は近いものだと思う。大人になり特定の宗教を持っていなくても、人はやはり祈る。不安な時や勝負の時、運命に託す時、病気になる時、そして死に直面する時など人生の危機に直面した時である。そのような時に、人は祈り、そしてその祈りと自分をつつむ関係の世界を実感する。コミュニティとはその祈りをつつむ世界をささえるものとなるのだと思う。

だからこそ過去においては、冠婚葬祭が地域コミュニティの大きな関心事だったし、祈りの対象を体系化されたストーリーとして有している宗教は、今でも強大なコミュニティを形成している。戦争といった危機にもコミュニティはナショナリズムと名を変え人々の祈りをささえそして利用された。今でも災害の危機において、復興という祈りの中でのコミュニティの役割は大きい。そう考えると、老いや認知症という人生のある意味での危機においても、祈りあるコミュニティが重要となるのも必然的なことであろう。

それらの危機の中でも死は、本人にとっても本人に親しい人々にとって

も,最大の危機であろう。その危機は人を圧倒し,どう祈ればよいかを人々に忘れさせる。「言葉もない」という言葉そして嗚咽にしかならない言葉を,その人に縁のある人々のコミュニティが,引き受け共有することになる。どう祈ればよいか,どう悼めばよいかを伝統的にかつ洗練させた形で教えてくれるのが,宗教であり葬儀屋さんなのであろう。そしてそこにもシステムがある。宗教はもちろん葬儀屋さんのシステムもよくできている。そのシステムに「心の支援」を受けつつ,私たちは祈り悼むことがようやくできるのだと思う。なお,ここでいう「心の支援システム」は科学的とは言えない場合もあるので,鍵括弧で示した。

つまり,コミュニティ感覚やシステム感覚は,生や死にかかわる人生の大事な作業を行う上でも,密接にかかわることを強調したい。もちろん,現在の弔いのシステムがよいかどうかは,議論があろう。しかしながら,コミュニティ感覚やシステム感覚がそこにあることに気づき,それがひとりひとりにとっても,人生を豊かにする上で重要であることは間違いないであろう。そしてそれらの感覚を持った人々が,まちづくりにかかわり,心の支援システムに何らかの協力をしてもらえるならば,10年または20年後には,夢が夢でなくなることもあるのではと,私はここで重ねて深く祈りたい。

文献

1) 金沢吉展:臨床心理学の社会性.(下山晴彦,丹野義彦 編)講座臨床心理学—臨床心理学とは何か.東京大学出版会,pp155-170,2001
2) 金子元久:大学の教育力—何を教え,学ぶか.筑摩書房,2007
3) 国土技術研究センター:認知症高齢者へ配慮した空間整備・まちづくりのあり方に関する調査研究報告書.国土技術研究センター,2009
4) 中島一憲:こころの光と影.学校メンタルヘルス 5:7-14,2002
5) 中村芳彦,和田仁孝:リーガルカウンセリングの技法.法律文化社,2006
6) 小野田正利:親はモンスターじゃない—イチャモンはつながるチャンスだ.学事出版,2008
7) 佐藤 進 監修,津川律子・元永拓郎 編:心の専門家が出会う法律第3版.誠信書房,2009
8) 高塚雄介:ひきこもる心理とじこもる理由.学陽書房,2002

索　引

〔英文〕
BPSD　85
BSAP 研修　11
DSM-Ⅳ　9
EBM　10

〔い〕
異質性　39
イチャモン　118
一体感　68
祈り　136
医療チーム　41
インフォームド・コンセント　31

〔え〕
エビデンス　10, 124

〔か〕
外部システム　33
科学支配主義　126
科学性　23
科学的システム　22
科学的対人支援　13
科学性と非科学性　23
かかりつけ医　11, 86
学問間の統合　121
家族システム　95
語り（ナラティブ）　124

学校コミュニティ　61
患者役割　15
感性至上主義　126

〔き〕
危機　10
危機介入　26, 32
教育学的支援　53
業務限定宣言　99
緊急性　17, 18
緊急対応　32
緊急と日常　17, 19

〔く〕
グループワーカー　73
グループワーク　83, 123

〔け〕
ケアの一貫性　75
ケースワーク　123
研究と実践　45
研究ワーク型　54
言語と非言語　6
健康　13
健康科学　16
健康管理センター　56

〔こ〕
個と集団　3
効果評価　89
効率評価　89
心の支援基本法（仮称）　129
心の支援システム　21
心の支援のグランドデザイン　120
心のバリア　113
個人情報保護法　110
個人と理論との統合　81
国家資格　125
個別支援　25
個別対応ネット　115
コミュニティ感覚　67, 113, 135
コミュニティ実践モデル　78
コミュニティストレス　115, 135
コミュニティ作り　130
コミュニティネットワーク　103
コミュニティワーク　123
コンサルテーション　25, 27

〔さ〕
サイコセラピー理論　96
在宅認知症ケア連絡会　82
サブグループ　114
産業　56

〔し〕
自己強化型社会　116
自己決定権　31
自殺対策基本法　128

自殺リスク　14
システム　21, 76
システム感覚　71, 78, 95, 135
システム構築　26
システム作り　2
システム理論　21
質的　6
社会資源　72
社会人基礎力　132
社会福祉法人　66
修正システム　117
集団支援　26
受験システム　95
受験生症候群　8
主訴　77
守秘と共有　51
守秘義務　63
受理面接　77, 81
巡回診療　70
生涯教育システム　127
障害者基本法　74
条例　129
職場コミュニティ　59
事例検討万能主義　127
素人性　28
神経衰弱　8
身体と精神　12
進歩強迫症候群　116
心理学的アプローチ　79
心理学的支援　53
心理学的初期介入　32

心理学の各分野間の統合　80
心理教育　29
心理療法の統合　80

〔す〕
スクールカウンセラー　2

〔せ〕
生活カウンセリング室　26
生活の質　11
精神　12
精神科医　125
精神的アプローチ　79
精神保健指定医　125
精神保健福祉士　125
精神保健福祉法　128
生物—精神—社会モデル　48, 79
世間　68
専門学校　34
専門性　28
専門と素人　28

〔そ〕
相談構造　41, 50, 93

〔た〕
大学コミュニティ　55, 114
対人支援サービス　3
対人支援のグランドデザイン　48
対人刺激　52
多職種　40

〔ち〕
地域コミュニティ　61
地域生活支援センター　74
地域責任性　75
地域保健法　74
知的障害者　65
チーム　27, 71, 76
チーム感覚　71
チーム対応　43
チーム作り　88
チーム内守秘　63
治療構造　42, 93

〔て〕
デイケア　73

〔と〕
同質性　39
同質性と異質性　37, 39

〔な〕
内部システム　33

〔に〕
ニーズ評価　89
日本精神衛生学会　104
人間力　132
認知症基本法（仮称）　129

〔の〕
脳疲労症候群　9

ノーマライゼイション　66

〔は〕

パーソナルネットワーク　58
パーソンセンタードケア　88, 120

〔ひ〕

非科学性　23
非科学的システム　22
非言語　6
ヒポクラテスの誓い　45
病院　40
評価　4
評価システム　111

〔ふ〕

プレイングマネジャー　58
プログラム　4
プログラムの統合　80, 123
プログラム評価　89
プログラム理論の評価　89, 111
プロセス評価　89, 111
文献ワーク型　54
分断された個　7, 96

〔ほ〕

保健師　71
保健所　67, 71, 73
ボランティア　65, 134

〔ま〕

まちづくり　130
マニュアル　33
マルチサイエンス　48

〔み〕

見立て　46, 78

〔め〕

メンタルヘルスサービス　3
メンタルヘルスサービスシステム　4, 21
メンタルヘルスリスク　17

〔も〕

モニタリング　90

〔や〕

役割の相互乗り入れ　99
病という枠組み　14
病と健康　16

〔ゆ〕

有機的個　7
ユニバーサルデザイン　131

〔よ〕

予備校　26
予備校サービスシステム　95

〔ら〕
来談意図 12

〔り〕
リーガルカウンセリング 122
リスク 11, 119
リストカット 39
リソース 98
量的と質的 6
臨床心理士 125

臨床理論主義 126

〔ろ〕
労働安全衛生法 60
ロードマップ 109

〔わ〕
ワークショップ 86
ワークライフバランス 61

おわりに

　心の安定や平安が大きく脅かされている時代において、心の支援の専門家はどう動くべきなのか？　そして専門家はすべての人々とどう協働すべきなのであろうか？　このテーマに、システム作りというキーワードを軸に取り組んだのが、この本の内容である。

　といっても、このような大きなテーマを体系的に述べることはとうてい不可能であった。そこで私は、自分が心の支援活動の現場において、感じたことや考えたことをなるべく時間を追って描き、その中でどう考えたかそのプロセスを示しつつ、心の支援システムにふれることにした。

　そのプロセスは、もちろん私ひとりで考えたことではなく、多くは師や先輩、同僚、後輩、そしてクライエントの皆さんなど、ありとあらゆる人々から学びまた啓発されたものである。その中でも、私を心の支援の分野に引き込んでくださった佐々木雄司先生、支援システムの基礎を教えてくれた熊倉伸宏先生、駿台予備学校の活動のパイオニアでありよき先輩でもある早川東作先生、奥村雄介先生、予備校のカウンセラーの面々、学校でのシステム作りを職員側からささえてくれた宮川文則氏、小岩井和光氏ほかスタッフの方々に深く感謝したい。駿台予備学校のシステムは1986年から始まり、四半世紀を迎えようとしている。私立の学校で、これほど長い期間にわたって心の支援サービスが継続できているのは、関係の皆さまの深い理解のたまものである。

　私の心の支援活動は、大学受験予備校から始まったが、その後日本外国語専門学校での活動に広がった。専門学校では、伊勢洋治理事長、平野久美子事務局長に、専門学校の社会的使命や教育観について多くのことを教えていただいた。カウンセリング室のある就職指導室の皆さんや教職員の方々とも、専門学校生の支援を長年ともに取り組むことができて幸せである。これらの学校コミュニティでの実践活動が基礎となり、その後の病院や大学、地域コミュニティでの多様な活動への展開につながったと言ってよいだろう。

　帝京大学医学部精神科学教室に在籍中は、広瀬徹也先生や南光進一郎先生、池淵恵美先生、内海健先生、功刀浩先生はじめ多くのスタッフの方々に

ご指導いただき、病院臨床のパワフルさとチーム医療の醍醐味を感じることができた。臨床と研究、教育が三位一体のバランスのよい帝京大学精神神経科のシステムは、全国の医学部精神科の中でも屈指のものと感じている。また医療機関での心理士の役割や動き方、心理学的支援の幅広い視点について、齋藤高雅先生や津川律子先生には本当に丁寧に教えていただいた。

また、帝京大学大学院文学研究科臨床心理学専攻に移ってからは、元専攻主任の春日喬先生、現学科長白倉憲二先生、現専攻主任池田政俊先生はじめ諸先生方、大学職員の皆さん、臨床心理士を目指す大学院生、心理学科の学生たちに、大いに啓発されまた励まされた。特に"も組"を始めとする大学院ゼミ生や学部のゼミ生には、私のわがままな期待や要望にも、ずいぶんとつきあってもらった。大学コミュニティのありがたさを感じると同時に、次の時代の社会の担い手として、彼らにはそれぞれの分野で、心の支援に何らかの力を発揮してもらえればと願う。

産業領域での活動では、現在かかわっている会社の人事担当の方々、健康管理センターのスタッフの皆様に、大変お世話になっている。現代日本で会社員が抱えるすさまじい状況の中で、心の支援をどう行えばよいか試行錯誤の日々である。

心の支援システムの考え方の形成については、大島巌先生や森俊夫先生といった東京大学精神保健学教室の諸先輩の導きによるところが大きい。精神保健の研究に関しては、栗田廣先生のご指導に感謝したい。単一職種にとどまらない幅広い心の支援については、日本精神衛生学会や日本学校メンタルヘルス学会の理事はじめ諸先生にご指導をいただいた。前者の学会では土居健郎先生、後者では中島一憲先生のまさに命をかけた取り組みに大きな啓発を受けた。

認知症に関する活動については、大学同期の木之下徹君やNPO法人地域認知症サポートブリッジのスタッフとの協働作業によるところが大である。認知症への支援は、コミュニティ再生への道と、ほぼ重なると思う。まだまだその道半ばなのであるが、その課題も含めこの機会に記させてもらった。また新興医学出版社の林峰子社長には、この本の出版の機会を与えていただいた。この場をかりて厚くお礼申し上げたい。

それぞれの活動の場において、クライエントの皆さんとの出会いが貴重な

学びとなったのは言うまでもない。これまでの多くの方々との協働作業がこの本を形作ったと言ってよいであろう。ここに名前を載せていない皆さんも含め、深く感謝いたします。

　最後に、2008年6月に急逝した兄に感謝したい。兄との突然の別れが、私にこの本を書かせる直接の動機となった。心の支援に取り組むものが、身内の死を防げなかったことに、無念さを感じる日々であるが、その思いも胸に抱きつつ、この本を兄にささげたい。

　心の支援には、さまざまな取り組みがあると思う。この本で語られたことは、私の経験の中から積み上げたものであり、一般化できないことも多いかもしれない。しかし、出会いと別れの織りなすこの世の中において、心豊かに生きたいと願う人々と心の支援に気持ちを寄せる方々にとって、この本の中身が少しでも役立つことを重ねて祈りたい。

2010年　節分

著者

著者略歴

元永　拓郎　Takuro Motonaga, Ph. D.

宮崎県生まれ。東京大学大学院医学系研究科保健学（精神衛生学）専攻博士課程修了後、駿台予備学校、日本外国語専門学校でメンタルヘルス活動に取り組む。帝京大学医学部精神科学教室助手を経て、現在帝京大学大学院文学研究科臨床心理学専攻准教授。
臨床心理士。日本学校メンタルヘルス学会編集委員長、日本精神衛生学会常任理事。
著書など：「心の専門家が出会う法律」（共著）誠信書房，2003
　　　　　「プログラム評価の理論と方法」（共訳）日本評論社，2005
　　　　　「受験生、こころのテキスト」（共著）角川学芸出版，2006
　　　　　「臨床心理士をめざす大学院生のための精神科実習ガイド」（共著）誠信書房，2009
専門分野：臨床心理学、精神保健学、コミュニティ支援

©2010　　　　　　　　　　　　　　　　　第1版発行　2010年7月23日

新しいメンタルヘルスサービス　　　　著　者　元　永　拓　郎
　ーシステムをどう作るか？ー
（定価はカバーに表示してあります）　　　　発行者　服　部　治　夫
　　　　　　　　　　　　　　　　　　　　発行所　株式会社　新興医学出版社
〈検印廃止〉
　　　　　　　　　　　　　　　　　　〒113-0033　東京都文京区本郷6-26-8
　　　　　　　　　　　　　　　　　　電話　03（3816）2853
　　　　　　　　　　　　　　　　　　FAX　03（3816）2895

印刷　大日本法令印刷　　ISBN 978-4-88002-810-1　　郵便振替　00120-8-191625

- 本書の複製権・上映権・譲渡権・公衆送信権（送信可能化権を含む）は株式会社新興医学出版社が保有します。
- [JCOPY]〈（社）出版者著作権管理機構　委託出版物〉
本書の無断複写は著作権法上での例外を除き禁じられています。複写される場合は、そのつど事前に（社）出版者著作権管理機構（電話 03-3513-6969、FAX 03-3513-6979、e-mail：info@jcopy.or.jp）の許諾を得てください。